U0122163

探秘中药系列

中国药学会 中国食品药品检定研究院 中国健康传媒集团
组织编写

探秘山药

总主编 马双成

主 编 王晓燕 康 帅

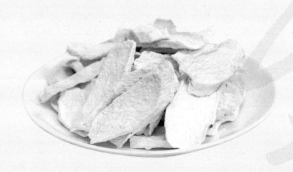

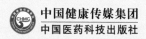

中国健康传媒集团
中国医药科技出版社

内 容 提 要

　　山药具有悠久的药用历史。本书为"探秘中药系列"之一，由中国药学会、中国食品药品检定研究院、中国健康传媒集团组织编写，内容实用，语言通俗。全书分为山药之源、山药之品、山药之用三部分，全面介绍了山药的历史渊源、质量保障、合理使用等知识，并附有相关内容的视频二维码，方便读者更深入详细地了解山药。本书既可为临床用药提供参考，也可作为公众了解中药知识的科普读物。

图书在版编目（CIP）数据

　　探秘山药 / 王晓燕，康帅主编 . —北京：中国医药科技出版社，2023.12

　　（探秘中药系列）

　　ISBN 978-7-5214-4144-4

　　Ⅰ . ①探…　Ⅱ . ①王…②康…　Ⅲ . ①山药—普及读物

Ⅳ . ① R282.71-49

　　中国国家版本馆 CIP 数据核字（2023）第 172364 号

美术编辑　陈君杞
版式设计　也　在

出版　**中国健康传媒集团** ｜ **中国医药科技出版社**
地址　北京市海淀区文慧园北路甲 22 号
邮编　100082
电话　发行：010-62227427　邮购：010-62236938
网址　www.cmstp.com
规格　889×1194mm $\frac{1}{32}$
印张　8 $\frac{1}{4}$
字数　170 千字
版次　2023 年 12 月第 1 版
印次　2023 年 12 月第 1 次印刷
印刷　北京侨友印刷有限公司
经销　全国各地新华书店
书号　ISBN 978-7-5214-4144-4
定价　46.00 元

获取新书信息、投稿、为图书纠错，请扫码联系我们。

版权所有　盗版必究
举报电话：010-62228771
本社图书如存在印装质量问题请与本社联系调换

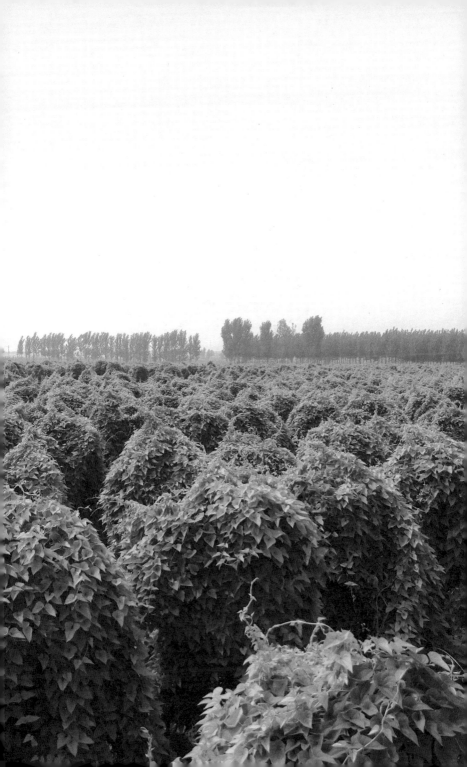

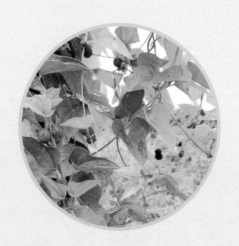

丛书编委会

总策划　吴少祯

总主编　马双成

编　委　（按姓氏笔画排序）

王　栋　　王晓燕　　刘亚蓉

李瑞莲　　连云岚　　汪　冰

张　萍　　林永强　　罗定强

胡芳弟　　聂凌云　　康　帅

傅欣彤　　翟宏宇

本书编委会

总主编　马双成

主　编　王晓燕　康　帅

副主编　张红伟　黄　霞　蒋芦荻
　　　　　高秀亭

编　委　（按姓氏笔画排序）
　　　　　万林春　邓少华　左甜甜
　　　　　李　珊　连超杰　张文静
　　　　　罗晋萍　周改敏　茹庆国
　　　　　聂黎行

总主编简介

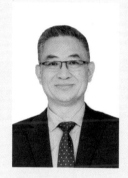

马双成，博士，研究员，博士研究生导师，享受国务院政府特殊津贴专家。现任中国食品药品检定研究院中药民族药检定所所长、中药民族药检定首席专家，世界卫生组织（WHO）传统医药合作中心主任，国家药品监督管理局中药质量研究与评价重点实验室主任，《药物分析杂志》执行主编，科技部重点领域创新团队"中药质量与安全标准研究创新团队"负责人。先后主持"重大新药创制"专项、国家科技支撑计划、国家自然科学基金等 30 余项科研课题的研究工作。发表学术论文 380 余篇，其中 SCI 论文 100 余篇；主编著作 17 部，参编著作 16 部。2009 年获中国药学发展奖杰出青年学者奖（中药）；2012 年获中国药学发展奖食品药品质量检测技术奖突出成就奖；2013 年获第十四届吴阶平医学研究奖 - 保罗·杨森药学研究奖；2014 年入选"国家百千万人才工程"，并被授予"有突出贡献中青年专家"荣誉称号；2016 年入选第二批国家"万人计划"科技创新领军人才人选名单；2019 年获第四届中国药学会 - 以岭生物医药创新奖；2020 年获"中国药学会最美科技工作者"荣誉称号。

主编简介

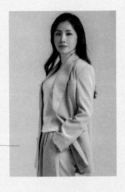

王晓燕，硕士，主任药师，河南省药品医疗器械检验院中药室主任，中国中药协会中药数字化专业委员会副主任委员、中国中药协会中药质量与安全专业委员会委员、中华中医药学会中药鉴定分会委员，中华中医药学会中药标准与检验科学传播专家团队成员，河南省药学会药物分析专委会副主任委员、中药资源专委会副主任委员。

一直从事中药质量检验与标准研究工作，参与多项国家、省、市科技项目。完成国家药典委员会多项课题和质量标准的研究工作，收入2000年版、2015年版及2020版《中华人民共和国药典》6个品种；修订三白草药材标准，收入第八版《香港中药材标准》。完成多项国家级、省部级课题，获得河南省中医药管理局一等奖，发表论文30余篇，主编著作2部，获得国家专利1项。

主编简介

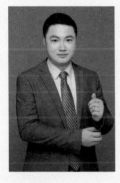

康帅，博士，副研究员，中国食品药品检定研究院中药民族药检定所中药标本馆副主任，中国中药协会中药数字化专业委员会秘书长，中华中医药学会中药标准与检验科学传播团队专家组成员，世界卫生组织传统医药合作中心和科技部重点领域中药质量与安全标准创新团队核心成员，国家药品监督管理局中药质量研究与评价重点实验室学术委员会委员，《药物分析杂志》《中国药学杂志》等审稿人。

从事中药材鉴定、中药数字化标本馆建设、中药材标准研究等方面的相关工作十余年。主要研究方向为本草文献、中药材鉴定和中药质量评价研究。主持青海省科技厅创新平台建设专项子课题 1 项、中国食品药品检定研究院关键技术基金课题 1 项，参加国家重大科技专项、国家自然科学基金、国家中医药管理局、青海省科技厅以及香港卫生署等多项科研任务。发表国内外学术论文 70 余篇；参与编写著作 30 余部（其中主编 10 部，副主编 7 部），如《中国种子中药材鉴定研究图典》《中国中药材及饮片真伪鉴别图典》《探秘三七》《中国药品检验标准操作规程》《中华人民共和国药典》（英文版）等。

前　言

　　科技创新、科学普及是实现创新发展的两翼，要把科学普及放在与科技创新同等重要的位置。中医药是中华文明的瑰宝，凝聚着中华民族的博大智慧。随着人们生活水平的不断提高，中医药已不只是在防病、治病中发挥作用，中医药的养生健康、"治未病"理念也逐渐融入人们的日常生活中。因此，增强中药安全用药的意识，形成良好的用药习惯，是非常重要，也是非常必要的。

　　近年来，为继承和发扬中医药文化，宣传和普及中药的合理用药常识，中国食品药品检定研究院联合组织中药学领域专家开展了"探秘中药系列"的编写工作。这套科普书籍以"药食同源"中药为主，每种中药单独成册，从中药的源、品、用三个层面全面介绍中药的历史渊源、质量保障、合理使用等知识，同时将反映药材的采收、加工、炮制等相关视频资料通过二维码的方式呈现，让读者更加直观和深入地了解每种中药。

　　在中国健康传媒集团中国医药科技出版社的大力支持下，

本次共出版 10 册，内容涉及黄芪、党参、莲子等 10 种公众关注度较高且常用的中药材，以期为相关专业的基层医务人员、监管人员和检验人员提供专业参考，也希望"探秘中药系列"可以成为公众健康生活、快乐生活的"好帮手"。

2023 年 8 月

编写说明

目前有关山药最早的文字记载见于《山海经》。山药是食用最早的植物之一，为食疗佳品，在中国有着数千年的食用历史。山药作为中药，始载于《神农本草经》，因其有很高的药用价值，被列为上品，具有补脾养胃、生津益肺、补肾涩精的功效。如六味地黄丸、健胃消食片等成方中均有山药。山药文化是中药文化的重要组成部分，在几千年的使用过程中，形成了独特的有关山药种植、加工、饮食、文学、贸易、医药文化。以山药为原料的产品，包括药品、保健食品、食品可达数百种，随着现代科学技术不断进步，具有悠久历史的山药必将在药品与食品方面得到更广泛的应用，更好地服务于人类。

为使公众更加系统、全面地认识和了解山药，笔者编写了这本《探秘山药》。在本书的编写过程中，笔者查阅大量专业书籍和文献报道，得到了河南省药品医疗器械检验院李振国教授和雷留成主任药师的专业指导，并深入山药道地产区实地调研，在已有研究成果的基础上，编著了本书。本书从山药之源、山药之品、山药之用三个部分详细介绍了山药这一常用中药，主要内容包括山药的传说、产地、价值和产业，山药的种植、加工与炮制、鉴别等，山药的药理作用、相关制剂及合理应用。本书可以满足基层医务人员在患者教育和科普宣传中的实际需求，亦可作为公众教育的基础科普读本。

在本书编写过程中，广东省药品检验所李华主任中药师、成都市药品检验研究院罗霄副主任中药师为本书提供了部分山药易混淆图片，在此一并表示感谢！

由于编者水平所限，书中难免有疏漏欠妥之处，恳请广大读者和同仁提出宝贵意见。

编者

2023 年 8 月

山药之源

第一章

第二章 山药之品

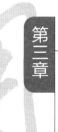

第三章

山药之用

第一章

山药之源

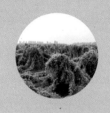

山药为常用中药，药食兼用，在中国有着数千年的应用历史，目前有关山药最早的文字记载见于先秦地理著作《山海经》，称山药为"藷藇"，即"薯蓣"。山药是人类最早食用的植物之一，唐代杜甫的诗中就有"充肠多薯蓣，崖蜜亦易求"的名句，宋代陆游也有诗曰："久缘多病疏云液，近为长斋煮玉延。""玉延"就是山药。山药作为本草，始载于《神农本草经》，被列为上品。

山药应用范围广且需求量大，野生、栽培均有，现主要使用栽培品。山药在历史上产地分布较散，明代以后的山药道地产区逐渐集中到河南怀庆府（今焦作地区）。目前，山药主产于河南、河北、山西、山东等省区，以及中南、西南等地区，以河南产的怀山药为道地药材。药用山药分布以河南、山西交界处为中心，而食用山药则以南方诸省为主。

山药具有很高的药用价值、食用价值。以山药为原料的产品，包括药品、保健食品、食品等可达数百种，著名的六味地黄丸处方中就有山药。山药作为食物，细腻滑爽，别具风味，可制成拔丝山药、枣泥山药、蓝莓山药等。

现代科学研究表明，山药具有抗肿瘤、抗氧化和抗衰老作用，对消化系统、心脑血管系统、免疫系统等均具有一定的活性作用。山药中含有皂苷及苷元类、环肽、小分子多肽类、酯类、多糖类、氨基酸类、有机酸类、微量元素等近百种成分。

第一节
山药的传说

　　山药作为药食同源的中药，在我国流传了几千年，早在周朝时期（约公元前 11 世纪）就已有种植。据史料记载，自公元前 734 年薯蓣作为贡品进献周王室起，至清朝末年，一直作为进献历代王朝之品，被誉为"国药之宝"。考古发现，敦煌石窟中即有应用薯蓣的记载。在汉代张仲景的医著《伤寒杂病论》中列有薯蓣丸，以之命名，可见其在方中的重要性。古代有的家庭粮食短缺，于是上山采山药，然后把山药磨粉熬成粥喂给婴儿吃。关于山药的传说有许多，虽然无从考证，但是也能说明我国人民应用山药的悠久历史和山药的食用、药用价值。

一、药食同源，解饥救困

　　山药在古时候就是滋养健身的上品，有一则关于山药能使人强壮的传说就能反映出来。古时候，有一支败军被围困在大山之中，外面围困的士兵不敢冒进，只好围而不打，等待山中粮食耗尽，败军出来投降。结果，几十天过去了，并未见败军出来投降，他们认为被围士兵全部饿死了，便放松了戒备。突然一天，山中喊声四起，被困士兵个个生龙活虎，劲头十足，冲杀出来，杀得围困的军队一败涂地。原来这些被困的士兵在粮草将要耗尽之时，遇到山中的一种植物，及时请教了当地老农，发现这种植物的根可以充饥，藤茎可以喂马，不但没有饿死，反而筋骨强健，精力倍增，动作轻捷，并突出重围，一举获胜。据传说，这些突出重围的士兵为纪念这种食物，就给这种植物取名为"山遇"。后来，随着更多人食用这种植物，人们发现它还具有治病作用，就把"山遇"改名为"山药"了。虽然这则传说难以考据，但是历史上的薯蓣粥、薯蓣丸、山药饼等，确实证明山药有强身健体、补虚抗衰的作用。

《湘中记》记载了一则山药能解饥救困的故事：东晋永和初年，有一个采药人来到衡山，道迷粮尽，只好到一崖下休息。忽见一老翁，看上去好像四五十岁，对着石壁作书。采药人告之以饥，老者给他食物，乃薯蓣，并告诉他出山的路途。采药人6天后到家，还不知饥，乃知食物之功奇也。

山药除了能解饥救困，还能制成美食。在中国古籍里，山药有薯蓣、玉延等20多种称谓，是古代人民特别喜爱且常用的中药食材。古人用山药做菜最内行，烹饪方法尤多。养生名著《遵生八笺》和《素食说略》便有记载，如"山药粥""山药泥""山药拔鱼""蒸山药""炒山药""拔丝山药"等，不一而足。许多古代文人或写诗，或为文来赞美山药。宋朝陈达叟《玉延赞》曰："山有灵药，绿如仙方，削数片玉，清白花香。"南宋陆游《秋夜读书每以二鼓尽为节》曰：

"高梧策策传寒意，叠鼓冬冬迫睡期。秋夜渐长饥作祟，一杯山药进琼糜。"明代唐寅也有诗《戈文雪景图》曰："柴门深闭颉徐煨，沽得邻家村酒来。白发衰颓聊遗岁，山妻稚子笑颜开。"描述了采用文火"煨"山药的烹饪方法，一碟山药作为诗人怡然自得的下酒佳肴，与妻子、孩子一同吃得笑逐颜开，全诗洋溢着一种温暖快乐的家庭生活气息。宋代文人朱熹曾用诗句"欲赋玉延无好语，羞论蜂蜜与羊羹"来赞美山药。"东坡玉糁羹"是海南的一道文化名菜，就是用山药烹饪的。"玉糁羹"名很美，是宋代大文学家、大美食家苏轼（世称苏东坡）所起，其后有一段关于亲情的美丽动人的小故事。公元1097年，已被贬到广东惠州的苏东坡，再被贬到更远的海南，担任他一生中最小的官职——琼州别驾，被安置在昌化军（儋州），属于大宋最偏远的"远恶军州"。苏轼父子因是流放之人，被逐出官舍，不得食官粮，生活清苦。苏轼在写给友人的信里感叹："此间食无肉，病无药，居无室，出无友，冬无炭，夏无寒泉。"生活的艰苦，不得不让苏东坡入乡随俗，有诗为证，"土人顿顿食薯芋，荐以薰鼠烧蝙蝠。旧闻蜜唧尝呕吐，稍近虾蟆缘习俗"。此时，估计他做梦都会梦到"黄州好猪肉，他价贱如泥土"。然而何止是肉，他连大米也吃不上，苏东坡还写了一首诗："北船不到米如珠，醉饱萧条半月无。"意思是北来的粮船未到，近来米贵如珍珠，半月不知饱和醉，这日子好萧条、好清苦。那时，海南种稻很少，大米几乎都是从外地运来。因为台风等种种原因，运米大船常常断航，只能天天吃当地的主食——薯芋（山药）。跟随苏东坡到海南的只有三儿子苏过，苏过见年迈的父亲身体不好，日渐消瘦，却无可奈何，一日忽发奇想，用北方做羹的方法烹制山药，味道竟然让苏轼赞不绝口。苏轼在海南吃到儿子亲手烹制的山药羹，他觉得这是最美味的食物，遂即兴作诗一首，题为"过儿忽出新意，以山芋作出玉糁羹，色香味皆奇绝。天上酥陀则不可知，人间决无此味也"，诗云："香似龙涎仍酽白，味如牛乳更全清。莫将南海金齑脍，轻比东坡玉糁羹。"

美食家苏东坡的这首诗，读罢令人口舌生津。其中"金齑脍"即是江南鲈鱼脍，"八九月霜下时收鲈三尺以下，劈作脍，浸布包沥水令尽，散置盘内。取香柔花叶相间，细切，和脍拌，令匀。霜鲈肉白如雪，且不作腥，谓之金齑玉脍，东南佳味"（明高濂《遵生八笺》）。苏东坡说传说中的天上美品"酥陀"是虚幻不实的，其味如何不可知，无法与玉糁羹比较，但人间佳味"金齑脍"却是不能与"玉糁羹"相比的。就物质生活来说，苏东坡父子在儋州过着"苦行僧"的生活。其实，清水淡煮的"玉糁羹"只是一种原味原汁的食品，不过是在饥饿之时苦中找乐，之所以色香味俱全，更重要的是来自儿子的孝心，还有苏轼那时愉畅的心情，才让他诗情大发，写出了美丽的诗篇。这样的饮食创意加上孝心一片，还真是可以作为千古美谈保留下来。就这样，"东坡玉糁羹"流传至今。

二、补虚上品，治病救人

古时，山药被叫作薯蓣，在《神农本草经》中被列为上品。《神农本草经》里记载："味甘温，主伤中，补虚羸，除寒热邪气；补中益气力，长肌肉。久服，耳目聪明，轻身不饥，延年。"《本草纲目》记载山药："益肾气，健脾胃，止泻痢，化痰涎，润皮毛。"《本草正》载："山药能健脾补虚，滋精固肾，治诸虚百损，疗五劳七伤。"上述本草的记载都是古代医家应用山药的临床总结。

山药是中医常用的一味健脾补气的良药，汉代医圣张仲景编写的举世闻名的著作《伤寒杂病论》中明确指出："虚劳诸不足，风气百疾，薯蓣丸主之。"方中即以薯蓣为主药，调补脾胃，扶正祛邪。又提出了"虚劳腰痛，少腹拘急，小便不利者，八味肾气丸主之"，其中薯蓣也占主要地位。后世的六味地黄丸、麦味地黄丸、知柏地黄丸等，都是在张仲景肾气丸的基础上变化而来的，治疗效果良好，深受广大患者的欢迎。

《首都医药》杂志2003年第23期讲述了一个张仲景与山药的故事，南阳镇平有位名张机，字仲景的人，仗义疏财，见义勇为，悯老爱幼，事母至孝，在附近享有盛名。一日，张仲景在路上行走，见一位老人躺在路旁，奄奄待毙，于心不忍，连忙上前慰问，并把老人搀扶到自己家里，尽心调养，老人很快便恢复了健康。老人要告辞回乡，张仲景亲自送老人回到家乡，老人感激涕零，连连道谢。后来，张仲景家乡遭了灾荒，五谷不收，加之伤寒流行，父亲因病而死，母子二人相依为命，不幸母又患病，无钱无食，心焦如焚，仲景经常暗地哭泣。这天，张仲景在外寻医问药，路上感到十分疲乏，就坐在路边一棵大树下休息，朦朦胧胧，远远看见一位白发老人向自己招手，睁开眼睛看时，却又不见，张仲景感到很奇怪，索性站起身子，向老人所在地方走去，一无所见，只见一株植物，茎细长，附物上升，叶如心形略长，叶腋间有绿色小花，朵朵缀如穗状，张仲景正望地出神，忽见这位老人站在眼前，笑容可掬的对张仲景说："贤侄，久违了，还能认识我吗？"张仲景抬头一看，惊讶地说："原来是老伯父，失敬了。"说着急忙行礼，老人握着张仲景的手坐下，询问家庭情况，张仲景将家遭灾荒，父死母病的情况说了一遍，老人接着说："不要忧愁，这里有一种植物，名叫薯蓣，既可作食物充饥，又可治虚劳诸不足、消渴肌瘦，这种药，味甘性平，补而不滞，不热不燥，可以挖一些，让你母亲长期服用，病自痊愈。"说罢，指着地上生长的植物，拉张仲景到近前查看。张仲景俯下身去采挖薯蓣，待抬头望时，老人不见了，这才知道是神仙指点，向空拜了三拜。张仲景挖了薯蓣，带回家煮食，母亲逐渐痊愈并恢复了健康，而自己也身强力壮。为了拯救人民，防灾防饥，治疗疾病，张仲景立志勤求古训，博采众方，并种植薯蓣以作食用和药用。后来，张仲景成为一名伟大的医学家，被后人称为"医圣"。

在历史上，还有一位医家擅长使用山药治病，他在行医过程中经常单用山药一味治病，取得非常好的效果，其中比较出名的当属"薯蓣饮"和"薯蓣粥"，虽然简单，但是药效确切，大道至简。他就是清末民初著名医家张锡纯，张氏遵循古训，穷本溯源，又勇于探索，变通创新。其所著《医学衷中参西录》中所载方剂用山药者将及其半，且常以山药为君。每能救人于垂危，得心应手，效如桴鼓。张锡纯实为知山药者，《医学衷中参西录》实为集山药之大成者。书中载有许多食疗方，其中一味薯蓣饮疗效甚佳，而且制作简便，至今仍广为使用。一味薯蓣饮是由"生怀山药四两切片"，煮汁，"以之代茶，徐徐温饮之"。或以山药一斤，轧细过细箩，每次取一两，和凉水调入锅内，微火加热，并不住搅拌，待两三沸后，即成"一味薯蓣粥"。一味薯蓣饮主治"痨瘵发热，或喘或嗽，或自汗，或心中怔忡，或因小便不利，致大便滑泻，及一切阴分亏损之证"。一味薯蓣饮具有健脾利湿之效，治疗脾虚湿盛之泄泻尤为适宜，凡脾气亏虚，运化失职而致大便溏泻、完谷不化均可使用，临证也可改用一味薯蓣粥，疗效更佳，或于粥中加入熟鸡子黄三枚，均可增强其固涩收敛之功，但必须为大便溏泻而不兼实证时才可应用，以免闭门留寇。张氏认为，山药既滋阴又利湿，能滑润又收涩，功能健脾补肺，固肾益精，在滋补药中诚为无上之品。他指出："山药色白入肺，味甘归脾，液浓益肾，能滋润血脉，固摄气化，宁嗽定喘，强志育神。"故可用治泄泻久痢，久喘虚喘，淋病遗精，虚劳久渴，带下产后，血证尿频等证。

　　曾经有一位妇女，产后十几天，出现大喘大汗、发热咳嗽的症状，她的家人都很着急，担心她身体虚弱经不起折腾，就赶紧请医生来看。医生认为是虚引起的，开了黄芪、熟地黄、白芍药等补益气血的药。但是这位产妇服药之后，汗反而越出越多了。此时，有人请来了张锡纯。张锡纯一看，发现产妇的脉搏跳得很快，身体很弱，如果从脉象来看，这个人不好救，但是张锡纯有自己的判断，他让患者家属买了一些山药，每天用六两山药熬水喝，让产妇慢慢喝，喝完后加水再熬，要求产妇喝水就只喝山药水。患者按照张锡纯的要求喝了山药水，结果三天就全好了。原来山药可以补脾益肺，补正气，治喘咳。还有一位三十多岁妇女，得了一种可怕的腹泻病。时间长达数月，她的家人请了很多医生，吃了很多药也不好，身体每况愈下，于是这位妇女的婆家托人送信给她娘家人，让赶紧来人看看。这位妇女的父亲一听就着急了，立刻要去看望自己的女儿。在临行前，他突然想到了名医张锡纯，请张锡纯帮忙。张锡纯告诉他把生山药轧细，然后煮粥让他女儿喝，每天3次。果然，2天以后，这位妇女的腹泻好了，又喝了几天山药粥，身体就康复了。

　　还有一个关于张锡纯治病的故事，有一位患者，是个女孩，尚未结婚，月经越来越少，最后闭经了整整1年多。她每天躺在床上，浑身没有力气。有人认为她是患了肺结核，治不好了。张锡纯就用山药给这个女孩治病，他告诉女孩家人，每天取山药四两研成粉末，熬水给女孩喝。2个月后，这个女孩月经又来了，真可谓是药到病除。后来张锡纯总结经验时说，这个方可以配伍有活血作用的鸡内金，因为单用鸡内金可能会伤人正气，故应配伍山药应用，可用治非正常闭经的女性患者。中医认为，脾胃为后天气血生化之源。非正常闭经的女子，病因多是脾胃虚，气血不足，用山药健脾生血，月经自然就会正常了。

在文学作品中，也有许多关于山药治病救人的故事。《红楼梦》作为中国四大名著之一，曹雪芹独具匠心地将中医药近乎完美地融入文学之中。山药在《红楼梦》见于多处，如第十一回：秦氏患病20天以后，一日比一日懒，甚至懒得吃东西，月经2个月没来。经大夫诊断不是怀孕。后来，凤姐去探望她，秦氏道："婶子回老太太、太太放心吧。昨天太太赏的那枣泥馅的山药糕，我倒吃了两块，倒像克化得动似的。"凤姐儿道："明日再给你送来。"山药糕主要原料是大枣和山药，能健脾和胃、生津养血固肾，所以秦氏道"老太太赏的山药糕点好象克化得动似的"。此外，第十回张太医给秦可卿开的益气养荣补脾和肝汤，第二十八回说的左归丸、右归丸、麦味地黄丸等，皆有山药。

综上所述，山药补脾健胃，培补正气，是治病救人的良药。

第二节
山药名称的由来

山药的名称从古到今变迁很多，又有许多别名。

山药的原名"藷藇"最早见于《山海经·北山经·北次三经》，曰："又南三百里，曰景山，南望盐贩之泽，北望少泽，其上多草、藷藇。"东汉许慎《说文解字》曰："藷，蔗也。从艸，诸声。"《简化字繁体字异体字辨析手册》载："藷"为"薯"的异体字。《汉字图解字典》载："薯，形声字。艸表意，其古文字形体像草，表示薯是草本类植物；署表声，署指官署，有'大'意，表示薯类植物的地下块根肥大。"清代王念孙《广雅疏证》曰："今之山药也，根大，故谓之藷藇。"东汉张揖《广雅·玉篇》曰："藷藇，署预也。"

除原名为"藷藇"以外，山药还有薯蓣、山芋、诸署、署豫、玉延、修脆、儿草、藷、山藷、延草、王茅、薯药、淮山药、蛇芋、野山豆、山板薯、白苕、九黄姜、野白薯、扇子薯、佛掌薯、白药子、怀山药、家山药、野山药、毛面薯、山薯、山薯蓣、山蓣、生薯药、口蓣、储舆、署预、薯蓣、天公掌、土薯、土藷、玉杵、诸薯、竹根薯、竹篙薯等几十个别名。山药别名如此之多，其"成名之路"颇为坎坷，据考究，主要与以下六种因素相关。

（一）颜色

由于山药去皮后的颜色为白色，既可以食用又可以药用，故山药还有白药子、白苕等名称。

（二）方言、谐音、假借

程超寰《本草释名考订》认为，山药名称变迁原因是"文字不一，或同音假借，或音近字变"。《山海经》郭璞注："今江南单呼为'藷'，音储，语有轻重耳。"清代王念孙《广雅疏证》曰："藷蓣之言'储與'也。"由于方言、谐音、假借等原因，"藷"后来演变成"储""署""薯"等字，"蓣"也逐渐演变成"芋""预""豫""蓣"等字。因此，山药有藷蓣、储與、署豫、署预、署芋、薯蓣、薯药、薯蓣、生薯药等名称。

（三）产地

由于山药多集中于河南省焦作市（旧称怀庆府），故有"怀山药"之称。《汉字图解字典》曰："淮，水名，本义淮河，源于河南，流经安徽入江苏。"故在江苏、安徽一带产出的山药称为"淮山药"，简称"淮山"。由于"怀"与"淮"音同，故常将怀山药、淮山药相混淆。

（四）生长环境

山药通常生长在山谷中，或者种植在土层深厚疏松、有机质含量高、排水良好的沙质土壤中。因此，山药有"山薯""山薯蓣""山芋""山蓣""山藷""野山豆""土薯""土藷"等名称。名字中的"山"和"土"形容的是山药的生长环境。

（五）生长形态、质地

山药的根茎有长根、扁根和块根三种类型，大小、长短、表皮色泽因品种不同而异。"修"和"延"均是长的意思，"玉"指的是根肉洁白如玉，"脆"指的是质地。因此，山药有"修脆""延草""玉延""竹根薯""竹篙薯""蛇芋"等名称。"杵"指的是舂米或捣衣用的棒槌，山药根茎长圆形如杵，故又名"玉杵"。扁形山药有褶皱，表面粗糙、密生须极，分趾数瓣，形掌状，故有"佛掌薯""天公掌""脚板薯""山板薯""毛面薯""扇子薯"等名称。

（六）避讳

古代医籍记载，为了避讳唐代宗的名字（预），将"薯蓣"改为"薯药"，后来为了避讳宋英宗名字（曙），又改名为"山药"。这种避讳说影响较大，至今仍有流传。但是，也有学者质疑避讳说，理由是"案韩愈《送文畅师北游》诗云：'僧还相访来，山药煮可掘。'则唐时已呼为山药，别国异言古今殊语，不必皆为避讳也。"《辞源》也不同意避讳之说，"是山药之名，晋、唐已有，非始于宋代"。根据本草考证，山药作为药名始见于唐代侯宁极著《药谱》，该书比宋英宗赵曙的在位年限（公元1063—1067年）要早一百多年。避讳是中国古代封建社会特有的现象，为尊者讳，为亲者讳，为贤者讳。薯蓣可能在唐代宗李豫、宋英宗赵曙在位期间因为避讳原因，重呼"山药"等旧名。

关于山药的正名——山药，明代王世懋《瓜菜蔬》云：

"薯蓣本山中野植……故名山药。"同朝人徐献忠《吴兴掌故集》亦云:"山药,本名薯蓣,以山土所宜,故名山药。"由此可知,正名是因其生长环境与作用而得。

从山药名称由来可以看出,中药命名深受中华传统文化的影响,体现了中国人民的智慧。中药的命名可以加深中药学习者对中医药文化的了解,增加学习的趣味和效果。

第三节
山药的价值

山药作为药食兼用的常用中药，在我国已有三千年的应用历史，具有广泛的价值，主要涵盖药用价值、食用价值、文化价值等方面。

一、山药药用价值

山药是最早被列入本草的中药之一，历代本草多有记载。在《神农本草经》中，山药被列为上品："味甘温。主伤中，补虚羸，除寒热邪气，补中益气力，长肌肉。久服耳目聪明，轻身不饥，延年。"这句话的意思是，它可以补中益气，后世很多医家都论述过山药有补中益气的作用。山药还可以使虚羸之人得到补益，有力气，长肌肉。有人可能会有疑问，山药怎么能让人长肌肉呢？后代医家认为，山药有补脾的作用，因为脾主肌肉，那么补脾，就可以让人的肌肉丰满起来。所以说身体素来虚弱之人，可以用山药进补。后世医家从不断的临床实践中，发展总结出山药除了有补中益气的作用之外，还有补脾固肾的作用。

在东汉时期，医圣张仲景擅于使用山药补虚，《金匮要略·血痹虚劳病脉证治篇》中说："虚劳诸不足，风气百疾，薯蓣丸主之。"薯蓣丸是以山药为主药的补虚方剂，用于气血两虚，脾肺不足所致之虚劳，以及胃脘痛、痹证、闭经、月经不调等证。仲景医圣创制的"金匮肾气丸"中，也把山药作为重要组成成分，以资健脾。

明代著名医学家张景岳一生致力于中医学研究，颇有成就。其药学专论《景岳全书·本草正》记载："山药味微甘而淡，性微涩。所以能健脾补虚，涩精固肾，治诸虚百损，疗五劳七伤。第其气轻性缓，非堪专任，故补脾肺必主参术，补肾水必君萸地，涩带浊须破故同研，固遗泄仗菟丝相济。"张景岳认为，由于山药气轻性缓，故在治疗疾病时，常配伍其他中药一起使用。如山药用于治疗脾胃虚弱时，常配伍人参（党参）、白术同用，如参苓白术散；用于治疗肾虚不固的遗精、尿频等疾病时，常配伍熟地黄、山茱萸、菟丝子等同用。

明代医家杜文燮所撰本草学专著《药鉴》记载山药："气温，味甘、平，无毒。手足太阴经药也。治诸虚百损，疗五劳七伤。益气力，润泽皮肤。长肌肉，兼强筋骨。除寒热邪气，却头面游风、风眩。开心窍聪明，涩精管泄滑。理脾伤止咳，参苓白术散频加。逐腰痛强阴，六味地黄丸常用。其曰补虚羸者，以其甘助元阳，温养肌肉也。其曰消硬满者，何哉？盖气虚邪实，此硬满之所由结也，今补中益气则正气胜而邪自去，硬满安能久存乎？"杜文燮根据自己临床审病用药进行总结，对山药的药性、功效及配伍作了进一步诠释。

明代著名医药学家李时珍所著的《本草纲目》中对山药也多有介绍:"益肾气,健脾胃,止泻痢,化痰涎,润皮毛。"

明末本草学家贾所学著《药品化义》记载山药:"温补而不骤,微香而不燥,循循有调肺之功,治肺虚久嗽,何其稳当。因其味甘气香,用之助脾,治脾虚腹泻,怠惰嗜卧,四肢困倦。又取其甘则补阳,以能补中益气,温养肌肉,为脾肺二脏要药。土旺生金,金盛生水,功用相仍,故六味丸中用之。治肾虚腰痛,滑精梦遗,虚怯阳痿。但性缓力微,剂宜倍用。"贾所学对山药功效详悉其义,肯定了山药的药用价值。

清末最有名的大医家张锡纯对山药更是推崇备至,在其医学专著《医学衷中参西录》中曾屡用大剂量生山药一味,治疗了许多诸如大喘欲绝,滑泻无度等的危急重症。他认为:"山药色白入肺,味甘归脾,液浓益肾。能滋润血脉,固摄气化,宁嗽定喘,强志育神,性平可以常服多服。宜用生者煮汁饮之,不可炒用,以其含蛋白质甚多,炒之则其蛋白质焦枯,服之无效。若作丸散,可轧细蒸熟用之。""山药之性,能滋阴又能利湿,能滑润又能收涩。是以能补肺补肾兼补脾胃,在滋补药中诚为无上之品,特性甚和平,宜多服常服耳。又山药性收涩,能助人参以补气;其黏润也,能助麦冬以滋液。"张氏善用山药,所著《医学衷中参西录》用山药者达48方,其中以山药为主药之方有27方,以山药为主煮成粥者有4方,137个医案中有92个在治疗上用到山药。

《中华人民共和国药典》(简称《中国药典》)1963年版首次收载山药,以后历版《中国药典》均予以收载,性味归经及功能主治如下:"甘,平。归脾、肺、肾经。""补脾养胃,生津益肺,补肾涩精。用于脾虚食少,久泻不止,肺虚喘咳,肾虚遗精,带下,尿频,虚热消渴。麸炒山药补脾健胃。用于脾虚食少,泄泻便溏,白带过多。"

现代研究表明:①山药能够健脾益胃助消化,山药含有的淀粉酶和多酚氧化酶对人体消化系统有很好的促进作用,治疗脾胃虚弱和消化不良有很好的效果。②山药能有效降低血糖,其所含的可溶性纤维可以延缓肠胃吸收速度,使血糖不会突然升高,从而控制血糖。③山药能起到保健作用,山药中富含多种维生素、氨基酸和矿物质,可以防治人体脂质代谢异常以及动脉硬化,防止血栓的形成,对心血管疾病有一定的预防作用,并且对维护胰岛素正常功能也有一定作用。④山药具有一定的抗肿瘤作用。⑤山药块茎富含多糖,可以刺激和调节人体免疫系统,增强白细胞的吞噬作用。⑥山药具有一定的止痛和麻醉作用。⑦具有促进上皮生长、消炎和抗菌作用,常用于治疗手足皲裂、鱼鳞病和多种角化性皮肤病。

此外,山药还是许多中成药的重要组成成分,如被大家所熟知的六味地黄丸、杞菊地黄丸、参苓白术散等中成药中都有山药。

二、山药食用价值

（一）山药美食

山药既是常用的药材，又是食用的佳蔬，堪称药食两用的佼佼者。中医认为，山药性甘平、无毒，具有补脾益肾、养肺、止泻、敛汗之功效，是很好的进补"食物药"。我国古代劳动人民在长期的生产、生活实践中对此早有认识，几千年来一直有食用山药的习惯。山药可强身健体、延年益寿，再加上饱腹感强，在食物贫乏的古代，尤受人喜爱，是古人餐桌上常见的吃食之一，不断创造以山药为原料的各种食物。

《敦煌遗书》中就有关于山药粥的做法记载，据考证，敦煌的"神仙粥"是中国最早的山药粥方，具有重要的食疗价值，为养生之佳品，常服有聪明耳目、健身延年的功效。"神仙粥"在宋人的食谱中得以传承并改善，陈直的《寿亲养老新书》中详细记录了做法："薯蓣，山生者佳，圃种者无味。取，去皮，细石上磨如糊。每碗粥用薯蓣一合，以酥二合，蜜一合，同炒令凝，以匙揉碎，粥欲熟，投搅令匀，乃出。"唐人发明的蜜蘸煮山药，在宋人的食谱中也被进一步地发扬光大。宋代陈达叟《本心斋蔬食谱》记录了他认为绝少人间烟火气的二十品素食，每品都配有十六字赞，其中就有山药一品："玉延，山药也。炊熟片切，渍以生蜜。山有灵药，录于仙方，削数片玉，渍百花香。"就是将山药蒸熟或煮熟，然后切成小片，蘸着蜂蜜吃，其味可想而知。早在南北朝时，山药就已被人们视为重要的杂粮。陶弘景《本草经集注》曰："（山药）今近道处处有，东山、南江皆多掘取食之以充粮。南康间最大而美，服食亦用之。"宋朝还有苏轼盛赞的"东坡玉糁羹"。

元朝"饮膳太医"忽思慧在《饮膳正要》中还介绍了山药汤、山药饦及山药面的制作方法和食疗功效。山药面的制法是：准备好六斤白面、十个鸡蛋的蛋白、三斤山药、二合生姜汁、四两豆粉。制作时，先将山药煮熟，研泥，同其他原料一起和入面中。再将羊肉切丁，熬汤，最后用此汤下面，有"补虚赢、益元气"之效。陈芳生的《捕蝗考》载："蝗不食芋、桑与水中菱芡……芝麻、薯蓣。"因兼具饱腹与蝗不食两种特性，山药常被用做救荒作物。明代朱橚在《救荒本草》中记载："救饥，掘取根，蒸食甚美。"明代宋诩的《竹屿山房杂部》记载了多种山药食品的做法，如山药糕：山药蒸熟后去皮切片，放置太阳下暴晒成干，研磨成粉，六升山药粉和白糯米粉四升、白砂糖二斤，用蜜水浸泡，"复碓筛甑中，随界之。蒸粉熟为度，宜火炙"。山药在《农政全书》中被誉为"杂植第一所在"，可做主食，饱腹感强。养生名著《遵生八笺》和《素食说略》记载有"山药粥""山药泥""山药拔鱼""蒸山药""炒山药""拔丝山药"等山药美食，不一而足。山药做法多样，清人李渔称其为蔬食中无所不宜的通材："山药则孤行并用，无所不宜，并油盐酱醋不设，亦能自呈其美，乃蔬食中之通材也。"清朝雍正时，福建人稠地稀，食米不敷，又赶上秋收甚歉，"各府乡僻之处，民人多食薯蓣，竟以之充数月之粮"。《随息居饮食谱》记载："山药，煮食补脾肾。"认为山药有"调二便，强筋骨，丰肌体……清虚热"的功效。清朝名医傅山（字青主）为其母而配制了名曰"八珍汤"的长寿汤，效果显著，甚是有名。此长寿汤是用羊肉、羊脂油、山药、莲藕、煨面、黄芪、黄酒、酒糟汁八种材料炖制而成，为保证营养，喝这种汤不可添加任何调味料。据说此汤有补血养颜、补阳强身、抗寒止喘之功效。如今在山西，"八珍汤"俗名为"头脑"，是太原的清真名吃，每到冬季，太原人习惯起大早去喝"头脑"。民间流传的益寿食品"八珍糕"，是用山药、山楂、麦芽、扁豆、白术、炒薏苡仁、芡实、莲肉等8味中药研为细末，和以米粉制成的糕，用于治疗老人、小孩脾胃虚弱，食少腹胀、面黄肌瘦、便溏泄泻之证，效果显著。

现在，山药煎、炒、蒸、煮、炖、焖，做成甜食或咸食，都堪称人间美味。家庭食用时，山药常被制作成山药粥、山药汤、山药糕点、山药甜品等食品或直接蒸山药食用。山药多用于味道偏甜的菜（图1-1、1-2、1-3、1-4），如上海有扒山药、西安有一品山药、湖北有山药球、山东有山药饼、安徽有灌香山药、台湾有山药酥等。这些菜在制作上多使用蜜汁，先将山药过油后，加白糖上笼蒸约10分钟，再将熬好的蜜汁浇在山药上，撒上冰糖屑即成。此外，山药还可以素菜荤做。山药美食的几种做法如下。

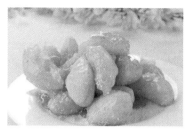

图 1-1　拔丝山药

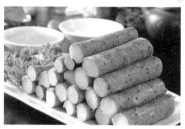

图 1-2　蒸山药

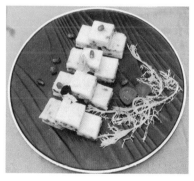

图 1-3　红豆山药糕

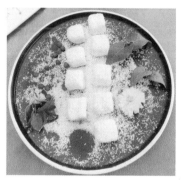

图 1-4　奶香山药糕

炒山药：山药切成片或丝，下锅爆炒，因加热时间短，所含营养成分，尤其是维生素 C 丢失得较少。比如，素菜有山药炒木耳、西红柿炒山药，荤菜有山药炒肉片、山药炒腰花、山药炒虾仁、山药炒鸡丁等。

清蒸山药：如果是大病初愈，没什么胃口，可以选择最简单的清蒸做法。将山药去皮、切段，放入锅中蒸熟，然后蘸白糖食用，清鲜绵软，香甜可口。这种吃法口感软烂，也适合慢性病，如高血压、胃病等患者食用。喜欢甜品和体质虚弱的女性也可以把山药在水中焯一下，浇上熬好的蜜汁，常食可以滋阴养血。

煲山药粥：煮粥时放入山药块，再加上几颗撕开的红枣即可。孩子和老人最适合吃，因为这两类人群的牙口都不太好，且消化功能比较弱，而山药粥十分易于消化。此外，脾胃虚弱或消化不良的人也适合喝山药粥。山药还可以与其他食材搭配煮粥，如花生山药粥、枸杞山药粥、桂圆山药粥、南瓜山药粥等。

炖山药：山药炖土鸡健脾和胃，适宜秋冬滋补，将山药切成段，用高压锅将鸡块稍压三成熟后，倒入山药段，并加入枸杞等辅料，再用微火烧 20 分钟即可。山药炖排骨滋肾益精，将排骨用热水氽烫之后洗净，再放入锅中加水煮 20 分钟，放入切好的山药，加上其他材料并调味，再以中火继续熬煮 15 分钟。

（二）铁棍山药

在山药食用价值方面，需要提一提大名鼎鼎的"铁棍山药"。铁棍山药属怀山药中的上品，是可四季食用、老少皆宜的补品，主要产自河南省焦作地区。其粗细均匀，直径大多为 1~3cm，表皮颜色微深，并可见特有的暗红色"锈斑"，粉性足，质腻，折断后断面呈白色或略显黄色，入水久煮不散。铁棍山药又因为土质不同分为两种：垆土铁棍山药和沙土铁棍山药。其中，垆土铁棍山药因为地质坚瓷，黏性大，土质硬，所以弯弯扭扭。虽然不好看，但属于铁棍山药中的极品，以口感好、营养价值高为更多人所喜爱。沙土铁棍山药种植在沙地里，土质松软，口感稍次，呈圆柱形，长60~80cm，最长可达100cm，直径2.5cm左右，表皮土褐色，密布细毛，有紫红色不光泽斑。作为食物蔬菜，其细腻滑爽，别具风味，如拔丝山药、枣泥山药等。

（三）山药加工品

关于山药的加工品，常见的有山药酸奶制品、山药保健酒、山药薄片等，除此之外，山药还可以加工成山药粉用作代餐食品、山药饮料、山药内酯豆腐、山药食醋、山药罐头、山药仿生食品等。时至今日，山药已经是全国种植面积最大的药食兼用的中药材之一，山药的食用价值仍在不断地开发。

（四）零余子

山药种植过程中，在地下部分形成根茎的同时，在地上部分的叶腋间着生有肾形或卵圆形的珠芽，好像小土豆，专业术语叫零余子，俗称山药豆、山药蛋。零余子长圆不一，皮黄色，煮熟后变灰色，皮薄，肉白质细，口感滑润，香味醇厚。其作用与山药大致相同。我国古代药学论述中常有零余子出现。零余子最早出现在唐代陈藏器的《本草拾遗》中，书中认为零余子补虚损，强腰脚，益肾，食之不饥，且晒干后功效强于薯蓣（山药）。李时珍在《本草纲目》中将零余子自草部移入菜部柔滑类，认为零余子甘温无毒，煮熟后食用味道鲜美，胜于山药和芋子，研磨成粉，可供食疗。明代《本草征要》总结并发展了关于零余子的药性理论，"味曰性温无毒，入心、脾、肾诸经，为强壮补肾药……余家经验，山药重在补脾，此物重在补肾，故肾虚所致之头眩耳鸣，腰酸脚弱，或兼有咽痛者，则必用之"。明代著作《普济方》中也说："补虚强脚益肾……以零余子食之。"清代严洁《得配本草·菜部》中也有关于零余子的记载，认为其性味甘平，入足少阴经，补虚损，强腰脊，益肾水。另外清代《本草分经》《本草从新》也都认为零余子性味甘温，效果强于山药。虽然零余子有较高的药用价值，但是零余子主要用于食用。如此养生佳品自然要进入人们的餐桌，可直接蒸熟剥皮吃，或与大米一起煮成米饭，熬制成养生粥食用。也可以用它与肉、鸡、鸽等一起炖汤或炒菜食用。用零余子做出的美食很多，有山药种植的产区常可见街头小摊上摆卖山药豆串成的糖葫芦、椒盐山药豆、糖霜山药豆，油炸山药豆等小零食（图1-5、1-6）。

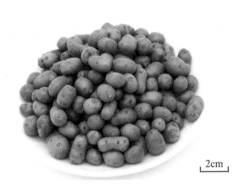

2cm

图1-5 山药豆

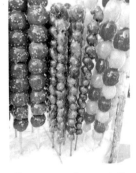

图1-6 山药豆糖葫芦

（五）山药食疗作用

现代研究表明，山药含有丰富的营养物质。据统计，在人体所需的18种氨基酸中，山药中就含有16种，营养价值极为丰富，食用效果极佳。山药中含有甘露聚糖、黏蛋白、淀粉酶、皂苷、游离氨基酸、多酚氧化酶、胆碱、碳水化合物、维生素C、碘、钙、铁、磷和其他人体必需的营养素，这些成分对人体健康具有很大益处。其中，甘露聚糖是一种可溶于水的半纤维素，遇水后可膨胀，很容易让人感到饱腹，并且还有改善糖代谢和改善胰岛素敏感性的功能，特别受到女性的喜欢。黏蛋白可以降低血液中的胆固醇，防止脂质在血管中沉积，还可在胃蛋白酶的作用下防止黏膜损伤并保护胃壁。胆碱是乙酰胆碱的物质基础，乙酰胆碱能够增强人的学习能力和记忆力。山药含有多种消化酶，其葡糖淀粉酶含量是萝卜的3倍，腹胀时食用可以促进消化并消除不适症状。另外，山药中还有一种叫脱氢表雄酮的成分是人体不能合成的，这种被人们称为青春激素的物质有多种功能，有益于维持健康。

山药的食疗作用如下所示。

1. 健脾益胃，助消化

山药含淀粉酶、多酚氧化酶等物质，有利于脾胃消化吸收，是一味平补脾胃的药食两用佳品，脾阳亏或胃阴虚皆可食用。

2. 降低食欲、降糖、生津、消渴

山药富含大量营养，可降低食欲，所含黏液蛋白可维护胰岛正常功能，从而起到降血糖、生津止渴作用，可用于防治糖尿病。

3. 益心安神，延年益寿

山药所含大量的黏液蛋白、维生素和微量元素能有效阻止血脂在血管壁沉积，预防脂质代谢异常、动脉硬化和心脑血管疾病，并能增强人体免疫力，产生益志安神、除劳疗伤、延年益寿作用。

4. 滋肾益精

山药有强健机体、滋肾益精的作用。大凡肾亏遗精，妇女白带多、小便频数等证皆可服食。

5. 益肺止咳

山药所含皂苷、黏液质有润滑滋润作用，可益肺气、养肺阴，治疗肺虚痰嗽、久咳。

6. 美容养颜

山药对滋养皮肤、健美养颜有独特效果。

7. 补中益气，预防春困

经常食用山药可提高机体的免疫力，增强巨噬细胞的吞噬作用，预防春困和春季常见病的发生。

8. 利于补品吸收

秋冬进补前吃点山药，更有利于补品的吸收，尤其适宜脾胃虚弱、消化性溃疡、手脚冰凉者进补前食用。

三、山药文化价值

所谓文化，就是一个民族为了生存和发展，积年累代，在物质生活和精神生活中通过体力与脑力劳动所取得的各种成果和成就的总和，包括物质文化和精神文化。山药文化就是我国人民在山药的培育、生产、加工销售和医药保健等过程中，所创造的物质文化和精神文化的总和。研究探讨山药文化的目的在于正确认识山药文化、继承和发展优秀山药文化，并用优秀的文化服务于当今经济建设，促进社会进步，提高我们的中医药文化自信和知名度。山药文化是中药文化的重要组成部分。在几千年的种植、加工、销售和使用过程中，不但丰富了其技术和工艺内容，更形成了独特的文化。总体来说，山药文化内涵和外延非常广泛，包括种植文化、加工炮制文化、饮食文化、文学艺术、贸易文化、医药文化等多方面，这也是山药文化价值的体现。

种植文化表现在对土地和区域的选用、工作方式、种植器具的发明和使用以及管理和收获的文化形式。比如，在种植地域上，河南焦作为山药道地产区，该地位于黄河之北，太行山、王屋山以南，山南水北谓之阳，是"两阳之地"，风水学上以阳为吉。从科学的角度来说，这块两阳之地是黄河、沁河、漭河等水系发育成的冲积平原，土壤肥沃，加之太行山特殊的岩溶水，携带丰富的微量元素渗入地下，与地下水贯通相连，形成了独特的水质。在怀山药种植区，民间口头流传很多俗语："柳絮落，栽山药。""刨牛膝看条，刨山药看毛。""吃多了，人受不了；种多了，地受不了。"这些俗语代代相传，是农民数千年种植经验的总结。"失其地，则性味少异；失其时，则气味不全""民以药为生，地以药为显，药以地为贵"……这些都是种植文化的具体表现。清朝乾隆年间，怀山药生产达到鼎盛时期，怀府河内县令范照黎有诗云："乡民种药是生涯，药圃都将道地夸。薯蓣篱高牛膝茂，隔岸地黄映菊花。"这首诗真实地描绘了古怀庆府人民种植怀药的画面。据《焦作市志》记载，清朝末年，怀山药的种植面积已达900公顷，总产量超过1000吨。在当时这种规模和产量是其他栽培地区不可比拟的，因而也从源头上奠定了怀山药作为道地药材的基础。

山药的加工和炮制同样具有丰富的文化内涵，比如怀山药传统加工有几十道工序，每道工序都有特定的讲究。因药用要求和顾主要求不同，山药的传统加工方法及品类非常多，毛山药的加工工序已经很多，光山药的加工更复杂。光山药是由毛山药经过挑选、浸泡、晒、熏、闷、搓、去皮打磨等工序而成，还有一种特制光山药的加工方法，挑选光山药中特别通直、两头齐平的上等货，在清水中浸泡数分钟，捞出用小刀或砂纸刮去一层薄皮，再用铜丝锣打磨光，上一层鸡蛋清，晒干再稍加搓制，即成特制光山药。山药加工炮制实际操作比笔者描述的复杂得多，难以详述。以山药为代表的"四大怀药"种植与炮制技术不断得到传承和发展，2007年3

月，"四大怀药种植与炮制"被河南省人民政府公布为第一批河南省非物质文化遗产名录。2008 年 6 月，"四大怀药种植与炮制"被国务院公布为第二批国家级非物质文化遗产名录。另外，原国务院文化部还列出了国家级非物质文化遗产项目中药炮制技术（四大怀药种植与炮制）的代表性传承人。

在饮食文化与文学艺术方面，山药已有 3000 多年的历史，涌现出很多以山药为主要题材的各种文学创作与艺术创作，包括神话传说、民间故事、诗词歌赋等，这些都是文化价值的体现。比如历史上有许多赞美山药的诗赋，如元代诗人王冕曾写诗《山药》赞曰："山药依阑出，分披受夏凉。叶连黄独瘦，蔓引绿萝长。结实终堪食，开花近得香。烹庖入盘馔，不馈大官羊。"这首诗首联描写山药的生长地点、时间，二、三联说山药的形状和香味，尾联是说山药做成食品，和御厨烹制的羊制食品一样好吃。全诗朴实无华，是对山药的真实写照，显示出古人对山药的关注和对山药作为食物的喜爱。

宋代诗人陆游尤其喜欢吃一种用山药制成的甜羹，其《秋夜读书每以二鼓尽为节》说："秋夜渐长饥作祟，一杯山药进琼糜。"

明代刘崧之诗《尝山药》云："谁种山中玉，修圆故自匀。野人寻得惯，带雨劚来新。味益丹田暖，香凝石髓春。商芝亦何事，空负白头人。"其中的"玉"就是指山药。"味益丹田暖，香凝石髓春"是品尝山药后的亲身感受，将山药的形、色、味及对健康的功能描绘得细致入微，使人如见其物，如尝其味。

大约是山药出自山野，常与乡民相伴的缘故，一些文人雅士还将其视之为淡泊名利，田园自适的象征。如马戴《过野叟居》吟道："野人闲种树，树老野人前。居止白云内，渔樵沧海边。呼儿采山药，放犊饮溪泉。自著养生论，无烦忧暮年。"又如温庭筠《赠考功卢郎中》曰："白首方辞满，荆扉对渚田。雪中无陋巷，醉后似当年。一笈负山药，两瓶携涧泉。夜来风浪起，何处认渔船。"

从这些诗作中，不难体味到诗人寄寓其中的那份平淡闲适而又风流自赏的深情。

在山药贸易文化方面，主要是以怀山药为代表。历史上，唐宋以来，在古怀庆府，城乡陆续涌现出一批药商，或开设药铺，或兴办行栈，开始经营药材贸易。怀山药成为历代药商争相经营之俏品。明清时期，包括怀山药在内的四大怀药的生产销售就已形成规模。清朝康熙年间，以经营怀药为主的怀庆商帮（怀庆府的商人群体）也随之形成。到了清朝中期，怀庆府的中药材市场进入鼎盛时期，成为全国著名的"五大"中药材集散地之一。怀庆药商不仅在本埠开展怀药贸易，而且足迹遍布全国各地，南到湖广、北达天津、东通冀鲁、西去川陕，并远销国外，怀药贸易不断扩大。1914年，在美国旧金山举办的"万国商品博览会"上，"四大怀药"作为国药展出并荣获金奖。能够有如此骄人的销售业绩，在国内外树立起怀山药的品牌，离不开怀商的诚信经营理念和精明的经营策略。据《焦作市志》记载，1949年以前，主要是本地私人药商在本地或外地办行栈、店堂、帮会或药材大会销售怀山药。鼎盛时期，仅在本地的知名货栈就逾百家。外地各埠经营怀货庄者亦多为本地人，外销口岸遍布津、沪、汉、穗、渝、西安、香港等地，通过这些口岸销往国内外。与各地众多的山药品牌相比较，怀山药在长期的历史文化传承特别是中医中药方面，巨大的人文价值是独一无二的，怀庆府、怀商、怀山药，"怀"字已不仅仅是古地名怀庆府中的"怀"，一个"怀"字凝聚着厚重的历史和浓郁的地域文化，是历史留给我们的精神财富。在当地，甚至我国台湾和东南亚等受怀药文化影响的地区，姑娘出嫁时，在压箱宝物中总少不了一段系着红绳的干山药。

挖掘和弘扬山药文化，是对中医药文化的继承和发展。坚持传承，方能让中医药发展源远流长，坚持创新，才能让中医药发展清流激荡，坚持开放，让中医药发展终能汇流入海。我们在大力发展中医药的同时，必将创造出新时代灿烂辉煌的山药文化。

第四节
山药的产地

　　从古代文献资料中可知，宋代以前的山药产地分布较散，如山西、河南、山东、江苏、湖北、江西、陕西、四川等，入药为佳、食用为佳在各个本草中的说法也不尽相同。隋唐至宋元时期，人工栽培技术逐渐普及，古籍中对山药产地的记载也逐渐增多。明代以后，山药的道地产区逐渐集中到河南怀庆府（今焦作地区），其与牛膝、地黄和菊花并称为"四大怀药"。怀山药被列为"四大怀药"之首，因其药效可与人参相比，又称"怀参"。河南焦作地区以其独特的自然和地质环境，赋予了怀山药独特的外观、质地和神奇的功效。以怀山药为首的"四大怀药"种植历史悠久、炮制工艺独特，以道地药材的品质、"药食同源"的特色享誉海内外，2003年获得国家原产地域产品保护，2008年，其种植与炮制被列入第二批国家级非物质文化遗产名录。近年来，随着山药产业的发展，山药的种植遍布全国各地，主要产区有河南、河北、山西、山东等省区，及中南、西南等地区，其中河南为怀山药道地产区。

一、山药历史产地

有关山药产地，现最早的记载见于春秋战国时期的《山海经》，"景山北望少泽……藷薁"。景山在今山西闻喜县。

约在汉末时期，《名医别录》中提到山药"生嵩高山谷"，此地即为今河南省登封市嵩山。

在魏晋时期，《吴普本草》中提到山药"或生临朐、钟山"。临朐位于山东潍坊区域，钟山即蒋山，位于江苏。

在南北朝时期，《本草经集注》中提到"今近道处处有，东山、南江皆多掘取食之以充粮。南康间最大而美，服食亦用之"。东山位于现湖北荆州，南江或指今湖北江陵附近的一段长江干流，或指今赣江，南康即今江西赣州、南康等市。

在隋唐时期，《新修本草》云："蜀道者尤良。"即是指山药的道地产区以"蜀道"（今四川）者为佳。《千金翼方·药出州土》记载华州（今陕西华阴）产薯蓣。此外，据《新唐书·地理志》记载，唐代晋陵郡（今江苏武进区）、宣城郡（今安徽宣城）贡薯蓣。可看出，唐代山药优质产区有四川、陕西、江苏和安徽，说明人们对山药的利用度增大，需要多个产地供应，也说明植物薯蓣较为广布，而且采集方便。

在两宋时期，《本草图经》中提到"生嵩高山山谷，今处处有之，以北都（今山西太原一带）、四明（今浙江四明山一带）者为佳。春生苗，蔓延篱援。茎紫，叶青有三尖角，似牵牛，更厚而光泽。夏开细白花，大类枣花；秋生实于叶间，状如铃。二月、八月采根，今人冬春采，刮之白色者为上，青黑者不堪"。书中另附有眉州（四川眉州）薯蓣、滁州（安徽滁州）薯蓣、永康军（四川都江堰）薯蓣和明州（浙江宁波）薯蓣等四幅图。图文结合，可以判断山药分布于河南、山西、浙江、安徽、四川等地。《本草图经》表明山药在宋代已经有栽培，野生与栽培均可入药。此外，《本草图经》中还记载："南中（四川南部及云南、贵州地区）有一种，生山中，根细如指，极紧实，刮磨入汤煮之，做块不散，味更珍美，云食之尤益人，过于家园种者。"由此也可看出，当时人们认为野生种质为好，且评价山药品质会从外形（根状茎细长者为佳）、颜色（去皮后以白色者为佳）、质地（以紧实者为优）三个方面去评判。

在明清时期，大量涌现的地方志提供了翔实可考的山药产地，河南、浙江、安徽、江西、山东、山西、河北等省的地方志中都有山药产地的记载，且从已有史料来看，这一时期河南省的山药产地较其他各省分布得更为密集。《河南通志》载："山药，河内最著。"《明一统志》载："怀庆府河内县出。"《授时通考》载："（山药）入药以怀庆者为佳。"《怀庆府志》云："各府州虽皆有之，入药者河内为良。"河内即是指今沁阳市。明永乐四年（公元1406年），《救荒本草》刊刻于开封，这是一部记述野生植物的地方性植物志，结合食用，以救荒为主。《救荒本草》分别记载了山药与野山药："野山药：生辉县（今河南辉县）太行山山野中，妥藤而生，其藤似葡萄条稍细，藤颇紫色，其叶似家山药叶而大，微尖，根比家山药极细瘦，甚硬，皮色微赤”；“山药……出明州（今浙江宁波）、滁州（今安徽滁州），生嵩山山谷，今处处有之。春生苗，蔓延篱援，茎紫色，叶青，有三尖角，似千叶狗儿秧叶而光泽，开白花，结实如皂荚子大，其根皮色黪黄，中则白色，人家园圃种者肥大如手臂，味美。怀孟间产者，入药最佳。”该书认为野山药与栽培山药的主要区别是野生者根细瘦而质地硬，栽培肥壮的山药宜作食用，药用则以栽培的怀山药为佳。怀孟在明清时期为怀庆府，相当于如今焦作市辖境，包括温县、孟州、沁阳等地。自《救荒本草》以后，怀山药作为道地药材得到很多中医药学家的认同。如明《本草品汇精要》载：“北都、四明，今河南者佳。”明《本草蒙筌》中记载：“南北州郡俱产，惟怀庆者独良。”明《本草原始》中也有记载：“今人多用怀庆者，肉白指细紧实者入药。”清《本草从新》载：“色白而坚者佳。形圆者，为西山药；形扁者，为怀山药入药为胜。”《药性会元》载：“出怀庆者佳。”《植物名实图考》云：“生怀庆山中者，白细坚实，入药用之。”可以说，明清以来都认为“怀庆山药”质地佳。将山药称为“怀山药”的最早文献是明朝医学家龚延贤所著的《寿世保元》卷五，书中载加味地黄丸组成为“怀生地黄（酒蒸）四两，怀山药二两……”此书第一次提出“怀山药”之名。

从上述本草及文献中可知，药用山药分布地区偏北，以河南、山西交界处为中心，而食用山药则以南方诸省为主。

在宋代以前的山药产地分布较散，常见于山西、河南、山东、江苏、湖北、江西、陕西、四川等地，入药为佳、食用为佳，而明以后的山药道地产区便逐渐集中到河南怀庆府，并且入药以栽培品为主。如今也延续本草记载，认为虽薯蓣科植物薯蓣分布广泛，但若论其道地产区，仍以河南为主。

二、山药产地变迁

明清以来，河南怀庆府逐渐成为山药的道地产区。近代药物学家陈仁山收集整理有关药物产地的资料，于1930年编辑出版《药物出产辨》一书，该书对后世药物学尤其是道地药材的研究产生了较为深远的影响。书中提到山药"产河南怀庆府、沁阳、武陟、温孟四县，以温县最为多，"反映了清末及民国时期市场上山药药材产地来源状况。至今，河南焦作温县仍然是著名的"中国山药之乡"。

中华人民共和国成立后，山药种植面积逐渐扩大，山药的种植地域逐渐增多，山药不仅仅产于河南，很多地方都有栽培。1985年《中国植物志》第16卷第1期中总结薯蓣科植物薯蓣"分布于东北三省、河北、山东、河南、安徽淮河以南、江苏、浙江、江西、福建、台湾、湖北、湖南、广西北部、贵州、云南北部、四川、甘肃东部、陕西南部等地。生于山坡、山谷林下，溪边、路旁的灌丛中或杂草中；或为栽培。朝鲜、日本也有分布"。20世纪90年代以来，除西藏以外，其他各省区都有山药种植，分为东北、华北、华中、华南、西北五个种植区域，形成了河南、河北、山东、江苏、广西五大主产区，并形成了几个著名的产地，如河南焦作，河北蠡县和安国，山东菏泽，江苏丰县和盐城，广西桂平，山西晋中地区的祁县、太谷、平遥三县等。

虽然山药种植遍布各地，但是药用山药主要以河南为道地产区。药材的道地性通常历经数百年甚至上千年临床与实践应用总结而成，道地药材"怀山药"完全形成在20世纪初。山药道地药材形成除了是因河南焦作（古怀庆府）一直是山药野生分布与最早开始栽培山药的地区外，还有以下五个因素。

（一）独特的地理环境

焦作，夏时称"覃怀"，汉代后称"河内"，唐代以后称"怀州"，元称"怀孟路"，明清称"怀庆府"。焦作市干1945年9月由原怀庆府属地所建，其地处太行山与豫北平原的交接地带，地势北高南低。由于太行山的阻挡及背风向阳的地形，焦作市冬季气温较同一纬度上其他各地偏高，尤其是当冷空气南下时更为明显。冬季气温比同纬度其他地区高出3~5℃，利于植物越冬，特别是局部的小气候为植物的生存提供了有利条件。焦作市北依巍巍太行山，南临滔滔黄河，具有形似牛犄角的一片平川，世称"牛角川"，而"怀"冠此地已有数百年，"怀"字贯地名之始终，或许取的就是太行与黄河的怀抱之意。"牛角川"所在的平原也因之被称为"三百里怀川"，"牛角川"采撷了黄河上游各个地区不同地质条件的丰富营养，又吸纳了太行山岩溶地貌渗透下来的大量微量元素，加上太行山的庇护，集山之阳与水之阳于一体，土地疏松肥沃，排水快捷，雨量充沛，水质奇特，光照充足，气候温和。"春不过旱、夏不过热、秋不过涝、冬不过冷"的气候环境，最适宜山药等蓄根类药材的生长。这种独一无二的天时、地利条件，是怀山药能够冠称天下的基本条件（图1-7、1-8）。

1. 土壤条件

河南焦作土壤母质为黄河、沁河的冲积沉积物，多为粉砂土、粉砂质黏土及砂砾石层，土壤pH值呈中性或微碱性，土壤肥沃，有机质含量丰富，特别适宜山药等根茎类、高耐肥植物的生长。在产区气候条件、地貌组合等生态环境下形成了适宜怀山药生长的土壤，土壤耕作历史悠久，熟化程度较高，土体构型、理化特性均佳，有机质及各种矿质养分含量较高，所产怀山药产量高，品质佳。

2. 水资源状况

焦作市是天然的地下水汇集盆地，广泛分布于太行山的岩溶地貌不但使山区的雨水渗入地下，而且把各种微量元素从山里带到了山外，源源不断地补充到焦作的土壤中。这就是"四大怀药"生长的水源条件。

3. 气候条件

焦作市地处北温带，属暖温带大陆性季风气候，气候温和，四季分明。该地区光热充足，年平均气温15.2℃，年日

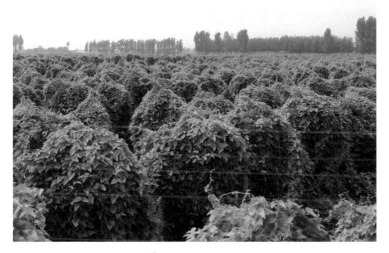

图 1-7　山药大田

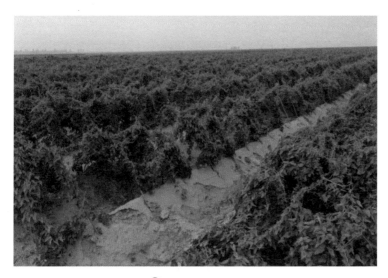

图 1-8　山药大田

照时数 2353.3 小时，≥ 10℃积温 4960.4℃，气温日较差大（年平均气温日较差 10.7℃），无霜期长（226 天），雨水适中（年降水量 568.5mm）且分布比较均匀合理。这些气候特点有利于怀山药中淀粉、氨基酸、蛋白质、淀粉酶、尿囊素、铁及锰等药效成分充分合成，促进较多的养分向块根输送，对提高产量和品质十分有利。

4. 光、温、水的协调配合

怀药区 4~6 月气温不断升高、日照时数达到最大值、降水不断增多，有利于形成壮苗。6 月中旬至 8 月中旬雨热同季，有利于地上茎叶的生长，为下一步地下根茎的生长积累充足的养分。8 月下旬至 9 月份，气温、降水、日照均呈减少趋势，气温日较差增大，有利于地上茎叶的养分向地下根茎输送。这种光、热、水气象要素同期协调增减的组合形式，为培育怀药的优良品质、提高产量奠定了绝佳的环境基础。

据说，20 世纪 20 年代，今焦作市温县的几位药农从山西太谷引进部分高产的山药品种，结果引种几年后，引进的产品味道与药力都逐步趋同于本地品种。抗战期间，日本人曾派本国的专家将今焦作市武陟县辖区内的土壤运回日本，分析研究并尝试调配土壤进行山药等中药材的种植实验，结果药力大大下降。20 世纪 70 年代，政府为缓解怀山药供应紧张，曾组织 18 省区到焦作市武陟县引种，结果本地品种在其他地区种植后，很快就出现品种退化、药力大减的现象。上述事实充分证明了怀山药之所以药力显著，本地的天时和土壤条件是决定性的因素。

因此，焦作地区独特的土壤、阳光、水、气候等自然条件，赋予了"四大怀药"独特的外观、质地和神奇的功效。正是因其质量纯正、药效独特而备受人们的青睐和喜爱，医药学家也特别推崇，因而在全国负有盛名。

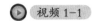

视频 1-1

怀山药生长地理环境

（二）规范的种植技术

我国是世界上最早进行山药人工栽培的国家，有约 1700 年的历史。怀山药属于特殊的农业经济作物，古代人在种植实践过程中总结了怀山药的种植经验，如种植的时节、程序和禁忌等。《山居要术》：记"择取白色根如白米粒成者，预收子。作三五所坑……三行下子种。一半土和之，填坑满。待苗着架……根种者，截长一尺以下种。"明《农政全书》引《务本新书》（元初成书，佚失，主要内容收《农桑辑要》）曰："芦头另窖，来春种之。"宋《图经本草》中记载："春取宿根头，以黄沙和牛粪作畦，种苗生，以竹梢作援，援高不得过一二尺，夏月频溉之，当年可食。"虽然古人误以为山药的零余子（地上变态茎）为"子"，山药根茎为"根"，但以上文献已明确记载了与现今相同的 3 种山药的繁殖方式（芦头、零余子和根茎繁殖）以及与现今近似的栽培方法和技术（挖沟、搭架等）。由此看来，明代以前山药的栽培技术已经相当成熟。

中华人民共和国成立以来，特别是改革开放后，随着社会经济的不断发展，人民生活水平的不断提高，对怀山药的需求量越来越大，种植面积也迅速增加。针对这种情况，为保证怀山药的品质，当地有关部门在怀山药种植和加工过程中大力推进农业标准化，先后创建了"四大怀药"市级农业标准化示范区、省级农业标准化示范区和国家级农业标准化示范区。而后又创建了"精品怀山药种植"国家级农业标准化示范区。2008 年，建立了"河南省怀药产品质量监督检测中心"。通过这一系列措施的实施，怀山药产业得到了长足的发展。通过健全标准体系，在起草《地理标志产品怀山药》国家标准的基础上，总结怀山药优质高产的三大规律和五项突出技术，制定了《铁棍山药种植技术规程》等农业标准规范，建立了完善的怀山药种植标准体系。同时，加强龙头企业标准化管理，在示范区建立了包括技术标准、管理标准和工作标准的企业标准体系，通过了标准化良好行为企业确认，初步实现了企业标准化、科学化、规范化管理。通过开办电视专栏、举办培训班、发放明白卡等形式，积极开展标准宣传贯彻培训，培训农户，普及农业标准化知识，提高农户的标准化意识。加强标准的推广实施，积极推广"龙头企业 + 合作社 + 基地 + 标准 + 农户"的模式，实行"六统一"管理，注重怀山药的关键点控制和生产档案记录，有效地保障了产品质量。完善怀山药检测体系，加强对怀山药育种、种植、田间管理、收获、加工等环节的质量检测，有效保证了怀山药的品质。

（三）加工炮制技术的不断改进

山药药材采收加工技术非常讲究，怀山药更是如此。山药的炮制工艺是一个逐步演变的过程。《本草衍义》记载："其法：冬月以布裹手，用竹刀子刮去皮，于屋檐下风迳处，盛竹筛中，不得见日色。一夕干五分，俟全干收之，惟风紧则干速。"《本草品汇精要》记载："取粗大者，用竹刀刮去黄皮，以水浸末，白矾少许，掺水中。经宿，取净，洗去涎，风干用。"明清以后，怀山药产区逐步形成了以水洗、浸泡、去外皮、搓堆、晾晒为主要环节的毛山药加工流程，而以光山药加工技术为代表的现代山药加工技术则出现在近代。《温县志》记载："1900年，郑门庄人郑国通在无意中发现了光山药加工技术。"光山药加工技术的发现，使怀山药药材拥有了独特的外观性状和内在品质。这样就可以按粗细长短不同分成等级，以质坚、体重、个大者为佳，分别装箱，放干燥通风处，防霉变、虫蛀，待售。怀山药炮制工艺的逐步规范，特别是光山药加工技术的成熟，使其长途贩运更为便利。光山药商品以粗细均匀、挺直、表面光滑洁白的外形感官，享誉国内外。加工标准化程度的提高为其品牌商业形象的树立奠定了基础。进入21世纪以来，传统山药加工工艺使用硫黄熏蒸后，虽然利于干燥和保存，但是山药药材及饮片中会残留二氧化硫，对人体有一定危害。于是，结合现代先进干燥技术，怀药人发明了无硫山药片加工工艺，并实现了大规模生产，进一步提高了山药的品质和安全性，同时有效成分大幅度提高。

（四）近现代名医的认知、重用和推崇

近代医家注重怀山药的临床应用。山药味甘，药性平和，入肺肝肾三经，益补脾阴，临床多入复方，如张仲景的薯蓣丸、肾气丸。近代医学家张锡纯认为山药"能滋阴又能利湿，能滑润又能收涩。是以能补肺补肾兼补脾胃……在滋补药中诚为无上之品，特性甚平和，宜多服常服耳"。张锡纯擅长使用大剂量生山药，并常作为方中主药，新拟单用山药的一味薯蓣饮、薯蓣粥，用于治疗阴虚痨热。值得指出的是，1918年出版的《医学衷中参西录》第1期中，有多个医方中注明使用"生怀山药"，可以认为张锡纯是提出和重用道地药材——"怀山药"的第一人。张氏还率先将山药与黄芪配伍，治疗消渴，拟有以黄芪为主药的滋膵饮，以山药为主的玉液汤，并认为"方中以怀山药为主，累试有效"。现代名医施今墨亦善于用黄芪配伍山药，治疗糖尿病，并在所用医方中注明使用"怀山药"。名医拟定山药为主药的新药方、临床应用于新的病证，对道地药材怀山药的发展、推广和应用起到了重要作用。至今，在中医界仍有入药唯怀山药之说。

（五）怀山药的种质资源

根据本草所载山药大约可分为食用和药用两类。食用山药多称薯，以南方诸省为主，来源复杂，多为薯蓣属可食用

种。药用山药以北方山药为主。山药由古至今均来源于植物薯蓣的根状茎。唐代以前，山药主要来源于野生植物薯蓣。由于山药可以药食两用，所以人们对山药的需求也在不断增大。宋代，山药开始有栽培。明代，栽培山药与野生山药均作药用。但是中医药学家围绕栽培品与野生品入药孰优孰劣，存在争议。一类以李时珍为代表，认为入药宜野生品，食用则为栽培品，如《本草纲目》载："薯蓣入药，野生者为胜，若供馔，则家种者为良。"《本草从新》载："俱系家种，野生者更胜。"一类认为栽培的怀山药为地道，如《救荒本草》《本草原始》等。后一种观点渐占主流，从明清时期一直延续至今。因此，可以看出明清是山药种质来源由野生品到栽培品的分水岭。明代以前，药用山药以野生品为佳；明清以后，以栽培的怀山药为佳。

目前，药用山药主要以河南为道地产区。20世纪50年代，《药材资料汇编》载："怀山药种类分四类：铁棍山药、小绒毛、白皮山药和菜山药。以铁棍山药最好，铁棍山鲜货三斤半做一斤；小绒毛四斤半做一斤；白皮山五斤做一斤；菜山药六七斤做一斤。"这表明怀山药有4个农家品种，其中以铁棍山药品种优良。现今，河南怀山药的道地产区，由于长期的栽培选育，出现了不同的农家品种。20世纪90年代调查表明，河南栽培的山药有6个栽培品种，分别为铁棍山药、太谷山药、黑皮山药、铁皮山药、玉皮山药、南阳山药。其中铁棍山药肉白细腻、质紧、粉足、久煮不散，被认为是药用的优良种质。这与古代药用山药的传统质量评价是一致的。
太谷山药原为山西省太谷县地方品种，1925年由河南药农许
召兰等从山西引种，其产量较铁棍山药大，被广泛种植，但
与铁棍山药相比较，其质不紧，且水分较大。

第五节
山药的产业

山药为常用大宗中药材，既是食品又是药品。山药营养丰富，食用价值高，具有补脾养胃、生津益肺、补肾涩精等功效，药用价值也高，在食品、中医药行业均占有重要地位。山药不仅是人们日常生活的蔬菜和食品工业的原料，还是中药饮片和六味地黄丸等大品种中成药的原料，以山药为原料开发的保健食品不断增多。山药每年的需求量不断增加，产业发展前景势头良好。

目前，我国是山药消费最大的国家，山药的种植分布全国。近年来，我国山药种植面积、单产、总产量均有了较大的增长。山药产业的不断壮大对促进区域农业经济的发展、种植结构的调整，实现农业增效、农民增收发挥了重要作用。

一、全国山药产业概况

（一）我国山药种植历史

有关山药人工栽培的最早文字记载见于西晋的《南方草木状》（公元304年），之后北魏贾思勰的《齐民要术》（公元533—544年）加以引用，但列于"非中国物产者"卷中，说明当时在今天的华北、西北地区还未有人工栽培。唐末《四时纂要》中引用了道上王旻的《山居要术》（成书于 8 世纪中期）中的"种署预法"，详细记载了山药用种薯切段栽培及制粉的过程。由此可见，我国山药人工栽培应该始于南方，隋唐之后北方开始有人工栽培。同时也说明我国是世界上最早进行山药人工栽培的国家，有约 1700 年的历史。宋代以后，我国山药种植范围日趋广泛，主要种植在河南地区。到了明代，山东、江南等地山药也广有种植，且栽培技术已经成熟。清代中后期以后，各省均有山药种植。20 世纪后，特别是中华人民共和国成立以后，随着我国粮食自给自足和科研力度的加大，山药种植面积逐渐扩大，基本分为以下 4 个时期。

1. 发展起步期（1950—1977 年）

中华人民共和国成立初期，山药被列为国家计划管理品种，主要由河南省种植，由中国药材公司对全国的生产、收购、销售和出口实行统一管理。

1956—1961 年，全国粮食歉收，山药生产发展缓慢，种植面积不大，全国常年种植面积约 1400 hm^2，主要由河南省调出，供应全国并出口，供需偏紧，市场紧俏。

1962—1969 年，全国山药产区扩大，广西、广东等省开始发展。到 1969 年底，全国种植面积增加到约 3000 hm^2，产量大幅度上升，年平均产量比 20 世纪 50 年代末增加 100% 以上。其中广西、广东两省的收购量占全国的 70% 左右，成为商品山药的主要来源；湖南、福建、陕西等省区做到了自给有余。8 年间，全国累计收购约 3.2 万吨，销售约 2 万吨，库存约 1.2 万吨，市场出现明显的供大于求。

1970—1977 年，由于前一时期全国山药库存量很大，各产区本着以需定产的原则，调整生产布局，减少了种植面积，商品收购量有所下降。全国种植总面积保持在 2700 hm² 左右，年总产量 3000~5000 吨。同时开展综合利用，积极扩大销路，使库存得以缓解，全国山药产销逐渐趋于平衡。

2. 稳定发展期（1978—1990 年）

1978 年党的十一届三中全会后，农村全面推行生产承包责任制，极大地调动了广大农民生产积极性和自主性，山药种植面积逐渐扩大。由于加强了田间管理，单位面积产量提高。1978—1980 年，全国种植面积上升到约 4000 hm²，三年累计收购 2.5 万吨，累计销售 1.7 万吨左右，库存 0.8 万吨，再次出现了产大于销。

1980—1990 年，山药生产逐渐摆脱了国家调控的影响，改由市场自主调节产销。但受国家"粮食为纲"农业政策的影响，各省重点发展粮、棉、油料作物，山药种植面积和产量增加不大，产销比较平稳，能满足国内市场和出口需要。

3. 第一次快速发展期（1991—2000 年）

20 世纪 90 年代初，全国山药种植面积约 4500 hm²，年平均产量约 13800 吨。1992—1993 年，山药价格跌至谷底，光山药 4~5 元/kg，毛山药 2.5~3.5 元/kg，造成了全国范围的减产。1995—1996 年，山药市场货源紧缺，价格反弹，毛山药平均价格维持在 4 元/kg 以上，甚至一度涨到 6 元/kg。各主产区农户纷纷扩大栽培面积，山东、湖北、河南、江苏 4 个省（区）种植面积相继达到 8000 hm^2，并且形成了几个著名的产地，如河南焦作、河北蠡县、广西桂平、江苏丰县、山西祁太平地区等。全国种植总面积达到约 5 万 hm^2。

这一时期，山药的销售方向和市场范围均有所突破。从销售方向上看，以鲜山药作蔬菜的销量增长缓慢，比例开始有所下降，市场销售增长最快的是用于食品工业原料和药用，年增长率均约 20%，尤其是 1994 年以后，中国香港、中国台湾等地客商收购量增加很大。20 世纪末，受 1998 年洪水的影响，长江流域的山药产区产量减少，但前两年库存较多，山药市场价格平稳。

4. 第二次快速发展期（2001 年—现在）

21 世纪初，全国山药市场价格平稳，市场需求稳定，全国种植面积稳步上升。山东、湖北、河南、山西、广西、江苏、河北 7 个省（区）种植面积相继超过 1 万 hm^2。2003—2004 年，山药价格高位运行，河南、山东、河北等地部分农户每亩收入达到 1 万元左右，经济效益远超小麦、玉米等粮食作物和其他经济作物，农户种植积极性高涨，造成 2005—2006 年全国山药种植呈现"大跃进"的形势，种植面积高速扩张，并涌现出许多新兴种植地区。河南、山东、河北、广西四个主产省（区）的种植面积都达到了历史最高，如河南 6 万 hm^2，山东 5.5 万 hm^2，河北 2.5 万 hm^2，广西 4 万 hm^2。产量的剧增造成 2007 年，市场供大于求，价格暴跌，市场滞销。2007 年，全国山药种植面积大幅度缩减，平均减幅约50%，主产区之一的河北省种植面积减少 80% 以上。2008 年，市场供需偏紧，价格反弹，涨势持续到 2010 年。2010 年上半年，毛山药和光山药的价格分别由 2009 年的 13~18 元 /kg 和28~34 元 /kg 暴涨到 35~42 元 /kg 和 48~70 元 /kg，涨幅分别达到了 148.4% 和 90.3%，创下历史新高，很多农户每亩净收益达到 5000 元以上，全国种植面积开始恢复。2010 年冬季，全国市场价格相继出现明显下跌。2011 年迎来"严冬"期，市场低迷，价格低位徘徊，部分产区出现滞销。如江西省瑞昌市，鲜山药价格由 2010 年冬季的约 20 元 /kg 跌至 10 元 /kg 左右，下跌约 50%；广西桂林、桂平产区鲜山药价格均由 2010年的 2.5 元 /kg 下跌到 2 元 /kg 以下，部分产区甚至不到 1.5元 /kg；河南焦作地区鲜怀山药价格由 2010 年的约 10 元 /kg下跌到 5 元 /kg 左右。近几年来，受各种因素的影响，山药的价格有起有伏。目前我国山药的种植面积比较大，对山药价格有一定影响，各地山药价格不等，其中道地产区价位较高。

（二）我国山药种植分布

我国山药栽培范围非常广泛，根据气候条件和山药生产的特点，一般将我国山药种植地区分为五个生产区域。

1. 东北地区

东北地区栽培山药主要集中在吉林和辽宁两省，黑龙江省种植面积不大。东北地区山药生长期较短，产量较高，品种多从山东、河北引入。

2. 华北地区（黄河中下游地区）

华北地区的山药栽培发展起步较早，面积最大。河南、河北、山东三省均为我国主产区。华北地区山药品种多，品质好，味道醇正，价格也较高。在河南省主要分布于焦作、南阳和商丘等地，主要种植怀山药，怀山药产量为全国之冠。国内已有多家大型药材市场和医药生产厂家在焦作定点收购或建立定点种植基地，主要以药用、食用为主。在河北省主要分布于蠡县、容城、安国等地，主要栽培品种为麻山药，近年来开始发展怀山药栽培，主要以食用、药用为主。在山东省主要分布于潍坊昌乐、寿光、青州、安丘，菏泽定陶、单县、金乡，济宁曲阜，临沂苍山，聊城莘县等地。比较知名的是定陶县的陈集山药和桓台县的新城细毛山药。主要以当地消费、鲜品外运和食品加工为主。

3. 华中地区（长江中下游地区）

长江流域气候温暖湿润，山药栽培品种较多，基本是作蔬菜食用。在江苏主要分布于徐州、连云港、南通等地，以食用为主，销往长江中下游各省。

4. 华南地区（两广、福建、江西）

在广西主要分布于桂东南、桂北、桂中南等地区，近年来发展迅速，种植面积增长很快，产品主要销往华南、华东、西南各省市，主要销售渠道是药用、工业原料、食用。

5. 西北地区

西北地区气候较差，降水少，山药种植面积较小。主要分布在新疆、甘肃、内蒙古包头市、陕西汉中和华州、山西晋中和运城等地区。

（三）我国山药产业发展特点

我国各主产区山药产业的形成和发展主要是根据不同地区独特的气候环境，依托当地特有的优良品种，扩大种植面积和规模。政府相关部门通过对当地山药历史文化的发掘和宣传，申请国家部门的认证，合并包装传统价值和现代商业品牌来进行品牌的培育和壮大。

山药产业发展良好的地区都拥有一些特有的优良品种，如河南温县的怀山药、河北蠡县的麻山药、山东菏泽的陈集山药、江西瑞昌的瑞昌山药等。优良品种的营养物质含量较高，商品价值高，与同类产品市场差异性强，其他同类产品难以复制。其中一些优良品种只适合生长于特定的地区，引种到其他地区后，种性和品质会有不同程度的下降。比如河南温县的怀山药，是古代本草中记载的道地药用山药，是目前中成药山药原料的首选。铁棍山药在抗日战争期间曾被引种到日本，种性和品质严重退化，即使引种到我国其他地区，营养物质含量也会下降，甚至生长困难。

山药产业的发展需要种植集中，形成产业带。集约化种植一方面促进种植管理技术的提高，方便优良品种的推广；另一方面容易形成专业户或者合作组织等完全的市场主体，为地方品牌的形成提供了后续效应，同时也方便相关部门的管理。比如河南省焦作市，怀山药种植主要集中在温县和武陟，有多个食品企业和医药企业种植基地。

各地政府积极申请国家认证，注册工商品牌，通过传统价值和现代商业品牌合并，适应现代商品市场发展的要求。2003 年，国家质量监督检验检疫总局通过了对怀山药原产地域产品保护申请的审查，批准自当日起对怀山药实施原产地域保护，怀山药成为我国第 49 种、山药类第 1 种国家地理标志保护产品。此后，根据《地理标志产品保护规定》，国家质量监督检验检疫总局先后公布蠡县麻山药、利川山药、陈集山药、新城细毛山药、广济佛手山药成为国家地理标志产品。上述 6 种山药产品分别产于河南省焦作市、河北省蠡县、湖北省利川市、山东省定陶县、山东省桓台县、湖北省武穴市，山药种植已经成为当地特色产业。

二、怀山药产业概况

山药之前加"怀"字而称怀山药，和山药道地产地的确立和公认密切相关。明代以后，山药的道地产区逐渐集中到河南怀庆府（今河南焦作地区）。怀山药主要分布在焦作的温县、沁阳、武陟、孟州和博爱一带，因其独特的地域优势和怀山药较高的营养保健价值，受到人们的普遍关注。

近年来，作为怀山药的道地产区的焦作市，政府为促进山药产业的发展，出台了一系列政策，并采取优惠措施扶持企业的发展，积极推进产业园区、原料基地及深加工项目的建设，支持技术创新，大力实施品牌战略及原产地保护工作，制定了商标管理、使用办法和产业质量标准，把得天独厚的资源型优势打造出来，因地制宜地制定特色远景规划，为促进怀山药产业的健康发展起到了积极作用。目前，焦作市在怀山药品种、生产、加工等研究方面，已走在全省乃至全国的前列，市县两级农业部门都有相关的怀药品种研究机构和大量的从事怀药品种研究的专业技术人员。焦作市以怀药龙头企业为核心，大力推进"企业＋基地＋农户""企业＋合作社＋农户"等多种形式产业化经营，带动怀药一二三产业融合发展。随着山药经济的发展，规模种植成了一大特色，种植结构由以前的散户为主，变成今天的万亩种植基地、食品企业自有基地、种植企业自有基地、医药企业自有良好农业规范（GAP）中药材基地、规模山药合作组织、散户，等等。

目前，焦作市现有"四大怀药"相关合作社 1359 家，制定有"四大怀药"无公害生产技术规程 25 套，GAP 和"三品一标"农产品认证 23 个，加工企业达 50 余家，开发出饮品、药品、休闲食品、保健品等深加工产品 60 多个品种，使怀药产值大幅提高。

说起怀山药，必须要说怀山药的优秀代表——铁棍山药，铁棍山药以其特有的食用、药用价值而享誉海内外。目前，焦作市温县是铁棍山药原产地和主产区，是我国著名的"山药之乡"，温县出产的"铁棍山药"是山药中的名牌（图 1-9、1-10）。2003 年，铁棍山药被国家质量监督检验检疫总局批准为"地理标志产品"；2007 年，温县被授予"河南省十大中草药种植基地"称号；2008 年 6 月，四大怀药种植与炮制被列入国家级非物质文化遗产名录；2012 年，温县注册"温县铁棍山药"著名商标；2014 年，温县被评为"国家级四大怀药质量安全示范区"；2015 年，温县铁棍山药入选农业部《全国名特优新农产品目录》；2017 年，温县铁棍山药获得国家生态原产地保护产品。随着市场的高需求，温县铁棍山药的种植面积也日益增多。

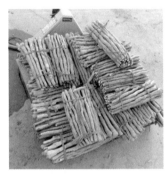 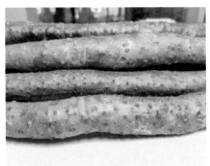

图1-9　铁棍山药　　　　图1-10　铁棍山药局部特征

温县铁棍山药因土质不同，分为垆土铁棍山药和沙土铁棍山药，因种植方式不同分为打沟种植和平地种植。自 2012 年以来，温县铁棍山药种植面积稳定在 0.11 万 hm^2 以上，2017 年铁棍山药种植户共 2007 户，面积约 1200hm^2（按土质划分：垆土 633.3hm^2、沙土 220hm^2、两合土 326.7hm^2。按种植方式划分：打沟 700hm^2，平地 400hm^2）。据统计，自 2008 年以来，温县铁棍山药累计种植面积达 0.94 万 hm^2，涉及农户 3 万户。铁棍山药种植面积的增加和产量的稳步增长为铁棍山药的深加工和市场发展提供了一定的保证。不断增加的种植数量和农户，促使更多企业出现，参与市场秩序的维护和铁棍山药的市场稳定。截至 2017 年 6 月底，温县从事四大怀药的加工企业及个体户有 103 家，其中专业从事怀山药加工的 84 家中有 60 家是私营个体户，货源主要是自家基地种植，有 24 家是一般企业、合作社。这些企业的主要货源是本土市场，一方面，解决产品销路，帮助农民创收；另一方面，解决产品原料问题，有助于企业产品深加工。除了常规鲜铁棍山药，部分企业还对铁棍山药进行深加工，增加产品附加值，开发药品、休闲食品、饮料、保健品等深加工产品，产品畅销全国各地。目前，全县拥有专业合作社 516 家，怀药加工及销售企业 105 家，全县拥有铁棍山药省、市农业产业化龙头企业 9 家，3 个省名牌产品、2 个省著名商标，12 个产品通过绿色认证，3 个产品通过有机认证。温县铁棍山药已成为焦作怀药文化的代表元素和河南农业的一张名片，在全国有较强的品牌影响力。

为集聚全国山药产业科研、管理、生产、加工、流通、销售等各类主体优势资源和力量，建立全国山药产业技术协同创新体制机制，2019 年 11 月 15 日，河南师范大学和温县人民政府响应国家农业农村部关于推动"国家农业科技创新联盟"的部署，联合筹建了"国家山药产业科技创新联盟"。联盟将从山药全产业链的品种专用化、生产机械化、种植标准化、经营品牌化、产品多样化等方面，推进产学研紧密结合，共同打造国内山药产业各方信息互通、优势互补、协同互助的交流平台和技术创新协作平台，加快建设具有中国特色和国际竞争力的山药产业。

在当今新时代经济形势下，怀山药产业的发展与电商结合加深，越来越多的怀山药产家开始以电商模式作为主流销售模式。怀山药产业在电商模式建设中不断发展创新，促进了怀山药产业发展。目前，怀山药主产地成立了专门的行业协会，负责在商标注册、电商管理、加工信息统筹等方面组织协调工作，并通过实地考察，对不同产区的怀山药企业进行考核评价，筛选出资质优良的厂家进行重点扶持。同时，农产品检测中心、各大涉农院校在怀山药产业中参与比例也逐渐增高，与怀山药企业、协会共同构成了有机主体结构，有助于产业的可持续稳步发展。随着乡村振兴战略的推行，许多投资商开始意识到怀山药产业的广阔发展前景，参与到加工经营程序中的企业日益增多，整体呈多元化、密集化趋势。尤其在电商模式盛行的当下，部分企业紧跟市场风向的转换，及时踏足到电商领域当中，通过线上宣传、线上销售、线上直播等渠道实现了怀山药的进一步推广。在大量企业的集中参与下，怀山药的传播范围也不断向纵深推进，加上乡村振兴战略带来的有利政策条件，产品口碑与影响力将持续性扩大。

怀山药作为地方特色品种，从培育到规范化种植以及产品加工销售等各产业环节都具备了较高的科研水平和条件。可以预见，随着新品种和新技术的不断开发，以及产业链的延伸，怀山药产业化程度将会越来越高。

三、山药产业发展前景

山药的药用和食用价值已逐步为越来越多的人所认识和熟悉，同时随着现代科学研究技术和水平的不断提高，山药的价值及其功能正在不断地被人们发现与利用，在药用、食用、保健品、出口、化妆品等方面的需求也日益增强。

1. 药用

山药主要是用于中药饮片、山药提取物及中成药的原料。随着中医药的大力推广，越来越多的人相信中医药，愿意采用中医药预防和治疗疾病，山药作为大宗常用中药材，需求量必定会越来越大。

2. 食用需求

山药自古就是药食兼用，所含的营养物质丰富。就烹饪而言，既可做主料，又可作辅料；既可甜味，又可咸味；既可"拌""炝"，又可"炖""焖""烤"。目前，山药可做成上百种美味佳肴，深受人们的喜爱。随着人民生活水平和科学文化素质的不断提高，绿色蔬菜、保健食物和无公害食品深入人心，山药因其富含大量特殊的人体所需元素，加上特殊的生长环境和简单、无污染的栽培管理，都使得人们对山药愈加的青睐。另外，在食品加工企业，以山药为原料开发出各种包装食品，例如山药脆片、山药枸杞保健速溶粉、山药保健软糖、发酵型山药果冻、杂粮系列以及怀山药露、薏苡仁山药芡实粥，等等。因此，山药食用的需求潜力无可估量。

3. 保健食品需求

山药具有滋补作用，且长期服用安全，可以作为保健食品的原料。随着人们健康、安全意识的提高和中医药理论研究的不断深入，以及山药有效成分及其作用机制的进一步明晰，以山药为原料开发的保健品越来越多。

4. 出口需求

山药不仅在国内市场有很大的发展潜力，而且在国外市场也受到极大欢迎，在日本、韩国和东南亚的一些国家和地区享有较高的声誉，素有"天然人参""中国小人参""林野山珍"之誉，销售量逐年递增。总体上，山药具有广阔且稳步增长的国外市场。

5. 化妆品需求

近年来，国内外都在不断研究开发植物护肤品，中药护肤、汉方护肤日渐走俏，如用奶油果、山药、丝瓜、白杏仁、梓檬、百合等加泽漆汁、芦荟汁一起研磨后加放橄榄油和防腐剂，再经均质灭菌后制成膏状和喷雾剂型的美肤品。此外，还有采用山药提取成分为配方的牙膏、洗发护发产品等。

综上，随着对山药需求的增加，将带动山药产业的发展，山药产业在促进农民增收、农村劳动力就业等方面可以发挥积极作用，发展山药产业符合消费者的饮食追求趋势，符合人民群众对美好生活向往的要求，也符合农业供给侧结构性改革的要求。因此，山药产业发展前景极为广阔。

第二章 / 山药之品

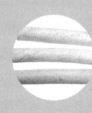

第一节
山药的种植

山药以人工种植为主，主要分布在热带和亚热带地区，温带地区有少量分布，亚洲以中国栽培最多，其次是印度尼西亚和日本，越南、菲律宾等一些东南亚国家也有栽培。美洲主要分布在巴西和其他一些南美国家。非洲主要分布在尼日利亚等热带国家，其他各洲分布较少。

一、道地产区，品质之源

（一）山药种植生态基础

1. 土壤选择

由于山药是深根性植物，喜爱土层深厚、排水良好、疏松肥沃的沙质土壤。沙质土壤栽培山药，地下块根形正，表皮光滑，根痕浅而小，商品性强；黏土栽培山药，块根的生长较短，但组织紧密，品质良好，唯块根须根较多，根痕深而大，易发生扁头、叉根的现象。黏土种植山药，应深挖种植沟，多施有机肥，并宜作成高畦。不宜在过分黏重的土壤中栽培山药。土壤中不能混杂有直径 1cm 以上的石块，否则山药块茎分枝严重，根形不美观，降低商品性。整地时可将土壤过筛，筛子孔径以 0.5~1cm 为宜。

土壤酸碱度以中性最好，一般以 pH 值 6~8 为宜。过酸，则易生支根和根瘤，影响根的产量和质量；过碱，其根部不能充分向下生长。种过山药的地块，土壤中线虫病较严重，连作会影响产量，故不宜连作。山药宜与玉米、小麦等禾本科作物轮作。

2. 温湿度要求

山药是喜温作物，最适宜的生长温度为 20~30℃，但不同生育期对温度的要求也不相同，地上部分和地下部分对温度的要求也有差异。山药发芽的适宜温度为 15℃。地上茎叶在幼苗期的最适宜温度为 15~20℃；进入生长旺盛期后，地上茎叶生长的最适宜温度为 25~28℃。山药叶片光合作用的最适宜温度 25~28℃，在此范围内，光能利用率高，养分运转快，是制造有机物质的最佳时期。山药根茎形成和膨大的最适宜温度为 20~24℃，而且若保持昼夜温差为 5~10℃，将会大大提高产量。山药进入休眠期后，根茎具有很强的耐低温能力，并可以抑制养分的消耗，延长储藏期。山药开花的适宜温度为 20~30℃，温度在 15℃以下时不开花。

从栽种到出苗，土壤含水量一般保持在 15%~18%。含水量过高，容易造成烂种；含水量过低，会影响出苗，即使出苗也会影响正常生长。山药出苗后，根系已有一定发育，可从土壤中吸收大量的水分，在此期间土壤含水量可略低于出苗期，但也不宜过低，更不能过高，如果土壤含水量超过 25%，会引起根系染病腐烂。山药转入膨大期后，正值天气炎热，气温升高，光照充足，光合作用进入盛期，需要较多的水分。在此期间，土壤的含水量可以略高，一般保持在18%~20%，最高不能超过22%。山药生长后期，对水分需求量降低，宜保持在16%~18%。霜降以后，当40cm深处土壤含水量超过22%时，应立即采挖。

3. 光照的影响

山药喜欢强光照。在光照由短变长、由弱变强时，主要生长地上茎叶；在光照由长变短、由强转弱时，地下的储藏器官——根茎的生长才由慢变快，到生长后期又由快变慢，最后停止生长，趋向成熟。零余子（山药蛋）的形成、生长也与日照时数有关，在日照时数逐日变短的情况下，才在地上茎蔓的中上部位的叶腋间逐渐形成和生长。

（二）山药道地产区

除西藏外，山药在全国大部分地区均有分布。河南温县、孟州、武陟、博爱、沁阳，广西陆川、博白、桂平、平南、浦北、灵山、容县、横县，广东信宜、电白、吴川潮阳、化州、高州、廉江、遂溪、三水、台山，山西平遥、曲沃、汾阳、太谷，河北安国、安平、定兴、永年等地均适宜其生产。

河南焦作产国家地理标志保护产品"铁棍山药"，该区域南临黄河，北依太行山区，属于黄河和沁河夹角30°的冲积平原，海拔81.3~107m。全区地势平坦，土地肥沃，空气质量优良，井渠等农田基本建设配套完整，抗御自然灾害能力较强。焦作属于典型的大陆季风性气候，四季分明，光照充足，气候温和，雨量充沛，全年日照时数2422.7小时，年日照率为55%。作物生长期内日照总数为1973.6小时，占全年日照总时数的79.5%。全年平均气温14.9℃，全年10℃以上气温的时间为223天，≥10℃的活动积温为4600~4870℃，有效积温为4874.8℃，无霜期为220~230天，降水量为500~600mm，降雨主要分布在7~8月。怀山药产区土壤类型较多，肥力较高。

二、规范种植，品质之根

山药种植从种苗繁育到选地整地、播种，直至采收，每个步骤都需遵循严格的管理规范，科学施肥，合理使用农药，从根源上保证山药的质量。

（一）山药种苗繁育

种苗的优劣直接影响山药的产量和质量，山药种苗的制备方法一般有两种。

1. 使用山药芦头

山药芦头（图2-1）即块茎有芽的一节，要求栽子长17~20cm，茎短、粗壮、无分枝、无病虫害的作种薯。用山药芦头作种催芽制备种苗，是比较先进的栽培方法，不但可以提高出苗率和出苗质量，还能缩短块茎在田间的生长周期，增加块茎的最终产量。用山药芦头作种苗，只能采用1~2年的芦头。在生产条件好、种栽充足的情况下，应选择较大的芦头作种，以利于培育壮苗。壮苗是抗病、丰产、增收的基础，种苗素质的优劣，不但直接影响花芽分化、花器发育质量，而且影响植株生长和茎块的商品性及产量等。

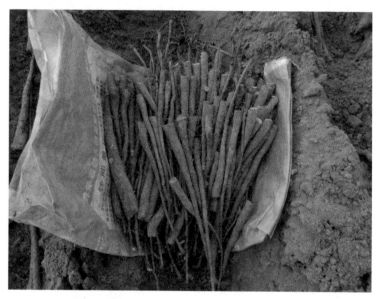

图 2-1　山药种苗（山药芦头）

2. 使用山药零余子

秋末成熟后采收的山药，可作为栽培良种。选用山药零余子（图 2-2）育苗可以更新复壮，尤其是当山药芦头连续种植 3~4 年后，逐渐发生退化，产量和品质均明显下降，不宜再作为繁殖材料时，必须利用零余子来繁殖新的种苗，既可解决山药块茎数量不足的问题，产量高，又能防止品种退化。

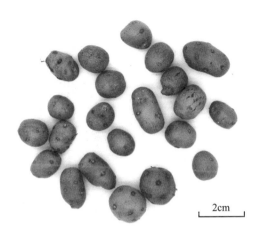

图 2-2 山药种苗（零余子）

（二）选地整地

过去整地多采用人工深翻，整成平畦种植。目前机械开沟起垄方法已普遍采用。地块平整后，按行距 90cm 打线，沿线每亩施优质腐熟农家肥 5000kg 以上，腐熟饼肥 100kg，优质氮、磷、钾三元复合肥 100kg 作基肥。种植太谷山药和铁棍山药时，开沟深度为 1m；种植花籽山药，开沟深度为 1.5m。开沟后，将垄顶和两侧拍平，用脚沿垄两侧踩实。山药块茎具有下扎特性，深度可达 30~100cm，因此需将生土深耕，改善土壤结构，降低土壤坚实度，否则不利于块茎的下扎生长（图 2-3、2-4）。

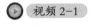

视频 2-1

山药整地开沟视频

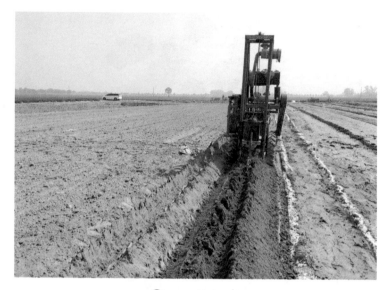

图 2-3　整地开沟

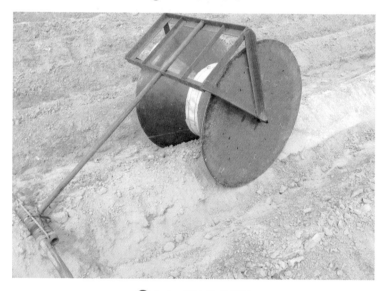

图 2-4　整地拍平装置

（三）播种

1. 种栽消毒

一般在 4 月上中旬，地温稳定在 10℃以上即可播种。山药芦头或者山药段在发芽前用 50% 多菌灵 500 倍液浸种 10 分钟，捞出晾干。

2. 确定播种密度

平畦种植铁棍山药行距 30cm，株距 20cm；太谷山药行距 30cm，株距 25~30cm。

3. 开挖播种

沟播前将垄顶铲成 20cm 宽的平面，在平面上正对着深沟上部开挖 10cm 左右深的播种沟。

4. 播种沟消毒

用 70% 代森锰锌 700 倍液或 50% 多菌灵 500 倍液顺播种沟喷雾，消灭土传病菌。每亩用 5% 辛硫磷颗粒剂 2~2.5kg 顺播种沟撒施，防治地下害虫。

5. 播种和覆土

将药剂浸种的山药芦头或山药段上端朝同一方向，按要求的株距排放，覆土后拍平（图 2-5、2-6）。

视频 2-2

山药播种视频

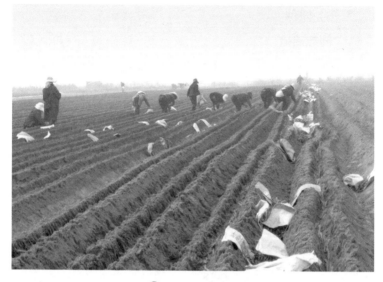

图2-5　山药播种

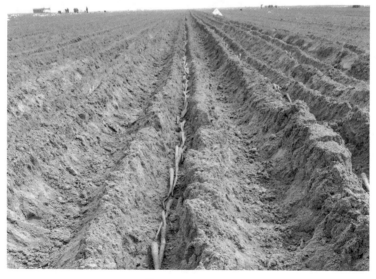

图2-6　山药播种

（四）田间管理

1. 间苗

如果出苗后有数株幼苗挤在一起时，应该及时间苗，只留下一株强壮幼苗。

2. 中耕除草

由于山药出苗后生长很快，所以中耕除草只在早期进行。中耕要求浅耕，只将土壤表面整松即可。当苗长高搭架后，只拔草不中耕，以免伤根。在山药生长过程中，一般杂草的生长也会很旺盛。为避免杂草争夺养分，应及时拔除，但应注意不要损伤块茎和根系。根据田间杂草的轻重，可采用人工拔除或化学除草。

3. 施肥

施用厩肥等有机肥时，主要是采用土面铺粪的办法，具有降低土温、保持墒情、稳定土壤透气、防除杂草的效果，而且给山药生长提供营养的持续时间较长。铺粪栽培山药效果较好，可以迅速肥沃土壤，改良土壤质地。铺粪应采用充分腐熟的人畜粪，掺入施用。人畜粪充分腐熟，可以有效杀除病菌和虫卵；还可以将作物不能直接吸收的有机态养分转化为无机态养分，易于被作物吸收；还可以促进微生物的活动，从而产生生物活性物质，以促进山药根系生长，使其更好地利用土壤中的有效养分。施用化肥为山药追肥，不能过晚，以免秋后茎枝徒长，影响块根肥大。

4.浇水

一般在山药定植前浇 1 次透水，定植覆土后不再浇水，一直到出苗后 10 天左右再浇水。定植后第一水，浇水量要小，不能大水漫灌。可用锄或耙在垄（畦）上开一条小沟，在沟中浇水，使水逐渐下渗。出苗长度不足 1m 不宜浇水，这样有利于山药根系向下伸展，增强抗旱能力。浇完第一水 1 周以后可浇第二水。第二水亦不能浇大水，浇水以后用浅齿耙等工具将土面耕成虚土，防止板结。一般在浇第三水时，可以加大水量，以后注意保持土壤半干半湿的状态。随着山药植株生长旺盛期的到来，需水量不断增加，应及时调整浇水量，满足山药生长对水分的要求。立秋以后，灌大水 1 次促使山药块茎增粗，防止继续伸长。总之，凡是在沙壤土上栽培山药，浇水要少而勤。在黏壤土上栽培山药，由于保水性好，在满足山药正常生长的前提下，采用何种方式浇水均可（图2-7）。

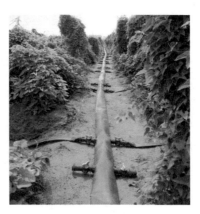

图2-7 山药浇水

5. 搭架整枝

山药的茎不但长，而且纤细脆弱，具有缠绕性，易被大风吹折，所以应科学地搭立支架，力求稳固。出苗后，一般在苗高30cm以上时，即可搭立支架。支架的形式多种多样，比较常用的为人字形架。人字形架即每株1支，在距地面1.5~2.0m处交叉捆牢。搭架时避免损伤幼苗，支架插入土壤的深度以20cm为宜，最深不要超过30cm，否则会影响到根系的正常生长，甚至还会捅伤种薯。山药上架时，如果工时允许，可以顺势理蔓，引导茎蔓均匀盘架，避免互相搅团。也可以用高架栽培，支架搭立的高度达到3~4m，这样可以增加受光面积，加强茎蔓间的通风（图2-8、2-9）。

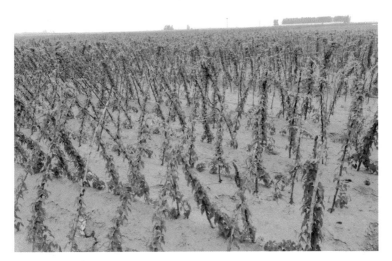

图2-8　山药搭架

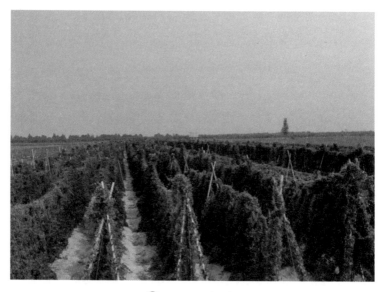

图 2-9　山药搭架

6. 植株调整

一个栽子只出一个苗，如有数苗，应在其蔓长 7~8cm 时，选留一条健壮的蔓，将其余的除去。零余子自然生成的苗，若不利用，应尽早拔除。有的品种侧枝发生过多，为避免消耗养分，有利通风透光，应摘去基部侧蔓，保留上部侧蔓。7月后，零余子大量形成，竞争养分过多，影响地下块根生长，可摘去一部分。

7. 病虫害防治

山药主要病害类型包括炭疽病、白涩病（又叫褐斑病、斑纹病）、斑枯病、立枯病、病毒病、线虫病，虫害类型主要有蝼蛄、蛴螬、叶蜂、甜菜夜蛾等。

综上，种植山药时，应建立完善的田间管理制度，加强免疫，在调运山药种栽时，严格进行检疫，不从病区引种，不用带病的种块，选择健壮无病的山药作为种源，坚持轮作，彻底清园，及时清除病株残体和田间杂草，增施充分腐熟的有机肥作底肥，保证山药生长过程中良好的水肥供应，使其生长健壮，有效减少山药的病虫害。

三、应时采收，品质之基

（一）零余子

零余子为薯蓣叶腋间之珠芽（图2-10、2-11），9~10月，成熟即可采收。初霜以后，割下藤蔓，扫起脱落的零余子，没有脱落的可随茎叶运回堆积，闲时再抖落。每亩可产零余子250kg左右。

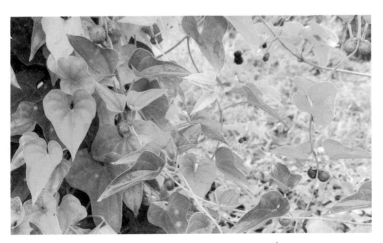

图2-10　正在生长的零余子

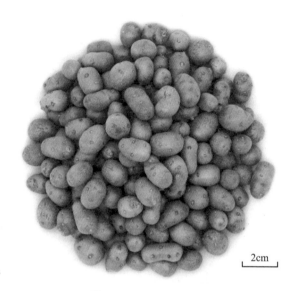

2cm

图 2-11　成熟的零余子

（二）山药

正常情况下，山药是在当年霜降之后，茎叶全部枯萎时采收，过早采收不仅产量低，而且含水量高易折断。一般采收期为 10 月底或 11 月初，若当年市场价格良好，有些商家也会提前至 8 月底或 9 月初采收，虽然产量不及正常采收高，但是经济效益好。如不急于上市，可在地里保存过冬，延迟到翌年 3 月中下旬萌芽前采收。由于山药向地下生长较深，一般的大型机器无法完整地将山药铲出，所以山药采收以人工采挖为主，机器为辅（图 2-12、2-13、2-14、2-15）。在采挖时，先将支架和茎蔓一齐拔起，抖落茎蔓上的零余子，清扫整理，除留作繁殖种栽外，可拿到市场出售。在采挖山药时，可在山药地的一头，紧靠山药开一深沟，一棵一棵地剔出芦头，将山药周围的土剥离，一直挖到山药沟底见到块茎尖端为止，轻轻铲断其余细根，用手握住山药中部，慢慢提出，平放地上。一定要精细铲土，避免山药的伤损和折断。不论是采收哪种山药，都需要按着顺序，一株一株挨着挖，这样既能减少破损率，又能避免漏收。

 ▶ 视频 2-3
山药人工采收视频

 ▶ 视频 2-4
山药机械采收视频

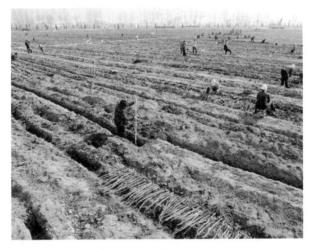

图 2-12　山药人工采收

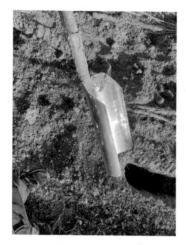

图2-13　山药铲

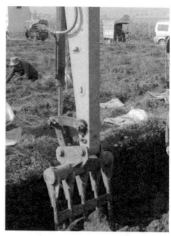

图2-14　机器辅助采收

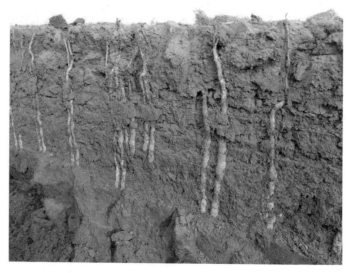

图2-15　山药采收

第二节
山药的加工与炮制

一、如何从"农作物"成为药材

（一）毛山药的加工

趁鲜将山药根茎泥土洗净，并用刀刮净外皮、须根（图2-16），切去芦头，用筐篓装好堆放在一起发汗，在篓底下放入硫黄，点燃，盖上油布。每100kg山药用硫黄1kg。四周注意留缝，避免空气太少硫黄熄灭。熏蒸4~5小时，山药内的水分渗出体外呈露水珠状，并逐渐增多流出。大约共熏制12小时。第二天用水清洗除去表面的硫黄，放入编织袋中堆放在一起，上用重物压紧，使山药根茎中的水分流出，称之为"滨水"。大约5~7天没有水流出即可，期间每2天倒一次编织袋，让水分充分渗出。放置时要使山药身条平直。若粗大的山药在阳光下一次曝晒干，容易空心，故要多闷少晒，使货身坚实。如遇阴雨天气，变色发黏，可用硫黄再熏，再晒，即成毛山药（图2-17）。

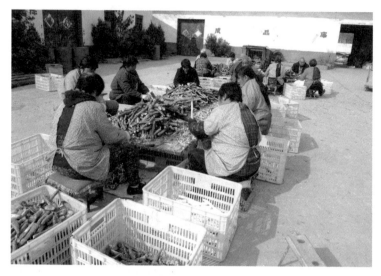

图 2-16　刮皮

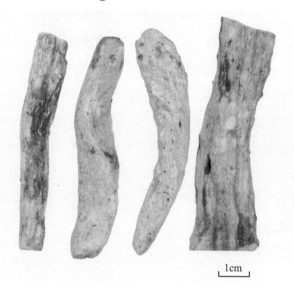

1cm

图 2-17　毛山药

（二）光山药

光山药与毛山药最大的区别就是光山药需要搓圆打光。将硫黄熏过的毛山药晒至湿度适中，将山药用木板夹住，反复搓，搓至光滑圆润，两头呈粗细相等的圆柱状，之后套在不同粗细的铁圆筒中将山药打磨，继续晾晒至干后重新放入清水中清洗，迅速捞出，用铁刀刮去外皮，为使山药表面光滑洁白，最后用砂纸将表面打磨。每100kg毛山药可加工出光山药75~80kg（图2-18）。

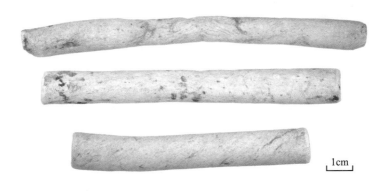

1cm

图2-18　光山药

（三）山药片

将山药根茎清洗后，除去外皮，趁鲜切厚片，干燥，称为山药片，为无硫山药片。现代加工方法多以无硫加工为主。

（四）现代无硫山药的加工工艺

鲜山药含水量很高，采后易腐烂变质，贮藏期很短，对山药进行干燥加工可有效延长贮藏时间，解决远距离运输等问题。传统的山药加工工艺切制后干燥方式（图2-19）主要是自然晾干、风干和烘干，生产力低下，产品质量难以保证。现代加工工艺干燥方式（图2-20、2-21）主要有热风干燥、微波干燥、冷冻干燥、远红外干燥等，提高了生产效率，保证了山药的质量。

 ▶ 视频2-5

山药清洗去皮视频

 ▶ 视频2-6

山药片现代干燥工艺视频

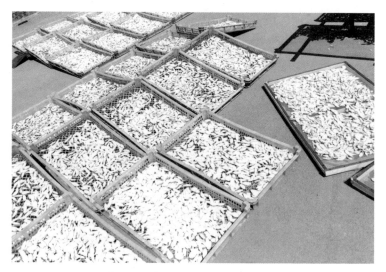

图2-19　传统山药片干燥（晒干）

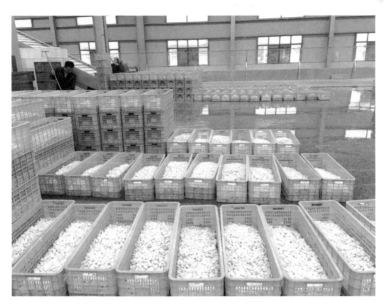

图2-20　山药片现代加工（等待干燥的山药切片）

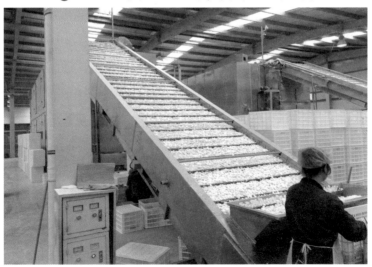

图2-21　山药片现代加工（热风干燥）

1.热风干燥

热风干燥加工的无硫山药片，断面白色居多，有少量黄白色，也有加工过程中山药多酚氧化酶被氧化而产生的小黑点。与光山药断面相比，无硫山药片断面在烘干过程中失水较快，导致皱缩，断面不光滑，但是更好地保留了山药的营养成分。现在市场上流通的无硫山药片大多都是热风干燥加工的产品。热风干燥加工快、周期短、无硫熏，无论是大型仪器设备还是小型热风炉均可加工，适应范围广。

2.微波真空干燥

微波真空干燥技术是把微波干燥和真空干燥两项技术结合起来，在一定的真空度下，物料的沸点温度降低，物料在低温下即可进行脱水，由于水分扩散速率的加快，能较好地保护物料中的营养成分，以微波作为真空干燥的热源，克服真空状态下常规对流方式热传导速率慢的缺点，大大提高干燥速度。目前，马铃薯、胡萝卜、龙眼等果蔬广泛采用该技术，且产品质量较好。用该技术对山药进行干燥，具有干燥时间短、加热均匀、所得山药产品质量高、复水性好、口感佳等优点，且产品在干燥过程中成分不易被破坏，能够保持良好品质。

3.冷冻干燥

冷冻干燥法是将含水物料先冻结，然后使物料中的水分在一定的真空条件下不经液相直接从固相转化为水汽排出，从而对物料进行脱水。

将新鲜原料如蔬菜、肉食、水产品、中药材等快速冷冻后，再送入真空容器中升华脱水。整个过程在低温下进行，原料体积不发生变化，蛋白质不易变性，所含挥发性成分不会损失，是迄今为止最先进的脱水干燥技术。冷冻干燥加工的山药片，质地绵软易断，表面色白，断面粉性，可以更好地保留山药的有效成分，且味道鲜美。

4. 远红外真空干燥

真空红外辐射干燥是在低压无氧的情况下进行非接触低温加热，能够很好地保持物料的性状，减少物料中热敏和易氧化成分的变性，且干燥设备也比较简单，是一种高效、节能、低污染的新型干燥技术。远红外干燥的山药片，表面白色或黄白色，均皱缩。远红外干燥的山药片氧化程度较热风干燥的好，黑点较少，且加热时间比热风干燥短。

二、山药炮制方法

中药炮制是在中医理论指导下，依照患者治疗要求以及中药材自身的特点，对原药材进行净制、切制和炮炙等一系列处理的过程。

山药历代沿用过的山药炮制方法较多，所用的辅料有麦麸、酒、醋、蜜、土、姜汁、乳汁、食盐、矾等。其中以去皮、切制、炒制为常见方法，麸炒法最为常用。现代炮制方法主要有切制和加辅料（麦麸、灶心土）炒。

（一）古代炮制方法

早在《神农本草经》中就已有山药性味功效的记载，但未见有炮制方面的论述。山药的净制、切制始见于唐代，在《食医心鉴》中首见有"刮去皮""拍令碎用的"简单记述。净制、切制是饮片进行炮制前必不可缺少的处理过程，一直沿用至今。采用热处理方法炮制山药，也始于唐代，如《食疗本草》载"熟者和蜜"。

宋代山药的炮制有了长足的发展，对净制方法的描述也较为详细，如《经史证类备急本草》曰："钢刀削去上赤皮，洗去涎。"《本草图经》云："取粗根，刮去黄皮，以水浸，末白矾少许添水中，经宿取，净洗去涎，焙干。"《传信适用方》则将净制与切制连续完成，"竹刀刮去皮，布巾揩净，切作片子"。而切制方法也有"捣为末""捣细，筛为粉""锉细"等多个方法；加热炮制也有了"蒸用""半生半炒黄""微炒""制"等不同要求。辅料的运用也是这一时期的重大发展，如《普济本事方》载"姜炙"，《类编朱氏集验医方》载"酒浸一宿""酒蒸用"，《履巉岩本草》记载："放砂盆中细研，然后下铫中入酥一大匙熬，次入酒一盏煎，搅令匀。"酒作为炮制辅料的运用，可能就起源于这个时期。

元代沿用了前朝的去皮、炒制。《活幼心书》对炒制的火候有了"慢火炒令热透"的要求，切制则有"半打糊""锉作小块"的要求。元代出现了两种辅料制和药制，如在《瑞竹堂经验方》新增加有"酒浸，北五味子同炒干燥，不用五味子"。

明代山药的炮制有了快速发展。《本草纲目》对净制的描述更为详细，"冬月以布裹手，用竹刀刮去皮，竹筛盛，置檐风下，不得见日，一夕干五分，候全干收之。或置焙笼中，微火烘干亦佳"；切制方法规范为"水润，切片"；单纯加热法除沿用前代的"炒黄"外，还新增了"烘干"。辅料的使用也多种多样，并出现了两种辅料制，以酒为辅料的就有"酒蒸用""酒拌蒸干""酒炒"等。《寿世保元》首创有"同葱、盐炒黄，去葱、盐不用"，新增有"姜汁拌，蒸熟，去皮"；《滇南本草》新增有"乳汁浸"；《外科正宗》则要求"用乳汁拌湿，候润透晒微焙"；《先醒斋广笔记》还首创了"醋煮"的方法。

清代单纯加热的方法新增了"炒焦"和"微焙"两种，辅料制除沿用姜汁如"生姜汁拌炒""一两，用干姜三钱煎汁收入，去干姜"、乳汁如"乳浸晒三次""乳汁蒸晒"外，在《握灵本草》中增加了"矾水煮过"的制法。

（二）现代炮制方法

目前，全国各省、市、自治区中药炮制规范中所收载的山药炮制方法主要有4种，除了四川和湖北为米炒法、贵州为蜜麸炒法以外，其余各地均为麸炒或土炒。全国炮制规范收载了麸炒、土制两种炮制方法。《中国药典》1963年版首次收载山药，以后历版《中国药典》均予以收载。1963年版至2010年版山药饮片炮制方法一直都是两个——切制和麸炒，饮片规格也一直是两种——山药和（麸）炒山药。2015年版开始在药材和饮片项下增加了趁鲜切制的山药片规格。目前，全国各地记载使用较多的山药炮制方法主要有以下几种。

1. 山药

取原药材，除去杂质，分开大小个，泡润至透，切厚片，干燥。

山药切片以春秋季为宜，在切制水处理过程中，防止发黏变质，切片后亦及时干燥。现代多以无硫加工为主，趁鲜切片，干燥。

2. 山药片

山药除去外皮，趁鲜切厚片，干燥。

3. 麸炒山药

将锅烧热，撒入麦麸，待其冒烟时，投入净山药片，用中火加热，不断翻动至黄色时，取出，筛去麦麸，晾凉。每100kg山药片用麦麸10kg。

在炒炙过程中要严格控制火候，倒入山药片后立刻改用中火，迅速翻动，10分钟后随时观察山药表面颜色变化。因山药是粉性强的饮片，不容易上色，一旦上色须立刻出锅，否则就会出现焦斑。

4. 土炒山药

先将过筛的灶心土置于锅内，用中火加热至灵活状态，再投入净山药片拌炒，至表面均匀挂土色时，取出，筛去土粉，放凉。每100kg山药片用灶心土30kg。

土经加热后逐渐变色，因此炒山药的土稍显黑色时应及时换新土，以保持药色美观。土不宜过多，能拌匀药料即可。用微火缓炒，过热可能将药料烫焦，失去土炒意义。

5. 蜜麸炒山药

将锅烧热约180℃，撒入蜜制麦麸，炒至冒烟，倒入净山药片，再炒至微黄或金黄色，取出，筛去麸；或蜜水拌麦麸，微火炒干，加入山药片，炒至微黄色，取出，筛去麸，晾凉。

依各地习惯不同，每100kg山药片，用蜜麸量为6.0~12.5 kg。

6. 清炒

取净山药片，置锅内，用文火炒至微黄色，取出，晾凉。

三、山药炮制作用

关于山药炮制作用，《履巉岩本草》曰："酥熬酒煎，空心食前饮之，能补虚益颜色。"《本草纲目》曰："入药贵生干之，故古方皆用干山药，盖生则性滑，不可入药，熟则滞气，则堪啖耳。"《仁术便览》曰："焙，夏日晒不生虫。"《炮炙大法》曰："补益药及脾胃中熟用，外科生用。"《本草述钩元》曰："如理脾，可用姜汁炒过。"《得配本草》曰："入补药微炒，入补肺药乳拌蒸，治阴火生用。"《本草求真》曰："入滋阴药中宜生用，入补脾内宜炒黄用。"《本草害利》曰："入脾胃土炒，入肾盐水炒。"

现代研究认为，山药炮制多以改变药性、便于保存为目的，也有根据临床病情改变辅料以增强药效的作用。净制的目的主要是通过去皮而除去非药用部位，洁净药物。切制的目的一方面是便于调剂，另一方面是便于服用。炒制的目的是增强山药的补益作用和山药引药入经的作用。烘制和焙制的目的都是为了使药材脱水干燥、杀虫灭菌，便于保存。

炮制方法不同，功效也不同。生山药有生津益肺、补肾涩精的功能，临床多用于治疗脾虚食少、久泻不止，肺虚喘咳，肾虚遗精、带下、尿频、虚热消渴等；麸炒山药偏于补脾健胃，用于治疗脾虚食少、泄泻便溏、白带过多；土炒山药增强了补脾止泻的作用，临床用于治疗脾虚久泻不止。

四、炮制对山药化学成分的影响

山药含有多种成分，如尿囊素、甘露聚糖、多巴胺、山药碱、糖蛋白、黏液汁、鞣质、淀粉、油菜甾醇等，还含有多种微量元素，如磷、钙、碘等。在山药的炮制过程中，由于加热、浸泡以及辅料处理，山药化学成分发生变化。

（一）对尿囊素的影响

测定山药提取物含量，常以尿囊素为指标，利用薄层扫描法比较不同炮制山药中尿囊素含量结果。不同炮制方法的山药中，麸炒山药尿囊素含量最高，而在土炒山药和土制山药中的尿囊素含量明显下降，说明尿囊素成分在麸炒山药中含量最佳。

（二）对微量元素的影响

全国各地的山药用法和炮制方法各不相同，传统炮制方法主要为清炒、麸炒、土炒、生用等4种。在土炒炮制下，山药药效最佳，相比于其他炮制方法，锌在煎出后含量最高，其余微量元素还有铜、锗等。灶心土中含有一定的微量元素，用灶心土炒制山药会增加山药的微量元素含量。而麸皮具有吸附作用，导致麸炒山药微量元素含量降低。

（三）对多糖的影响

山药中含有的多糖成分具有调节免疫、抗肿瘤、降血糖的作用。对不同炮制品种多糖含量进行分析发现，从低到高依次为麸炒、炒炭、炒焦、土炒、米炒、炒黄、蜜麸炒、生品。经过炮制后，山药多糖含量均会有所下降，炮制辅料会直接影响多糖含量。现代临床多采用生品，主要用于治疗肝肾阴虚、肺虚、脾胃虚弱等证候。

（四）对山药薯蓣皂苷元的影响

对山药清炒、生品、土炒、麸炒炮制品的薯蓣皂苷元含量进行研究发现，含量从低到高依次为生品、麸炒、清炒、土炒。土炒山药薯蓣皂苷元含量比生品含量高出3倍，麸炒含量比生品含量高出2倍。

五、炮制对山药药理药效的影响

山药能刺激小肠运动，促进肠道排空，具有助消化作用；可降低正常小鼠的血糖，预防和治疗四氧嘧啶引起的小鼠糖尿病；能增强机体免疫力；有显著的常压耐缺氧作用；有滋补和延缓衰老的作用。

实验研究表明，山药生品、麸炒品能增强小鼠的非特异性免疫功能，且生品作用强于麸炒品和土炒品，但麸炒品和土炒品之间没有显著性差异。

此外，山药加工过程中是否使用硫黄，也是山药药效的影响因素之一，具体如下。

1. 硫黄熏蒸对山药药效的影响

中药加工时用硫黄熏制已有上千年的历史，纵观古今的炮制研究，硫黄熏制主要用于难于干燥的中药材的产地加工，使其便于干燥，山药产地加工硫熏的目的即在于此。山药经硫黄熏蒸后，虽然颜色白亮，无酸臭味，不易生虫，色泽美观，但硫黄具有一定毒性，硫黄熏蒸使山药中硫化物含量增加，同时也会破坏或改变其化学成分，影响药效。研究表明，采用适当的硫黄对山药片进行熏蒸，能够保持山药中原有多糖含量，若加大硫黄用量，反而会使山药中的多糖含量降低。硫黄熏蒸时间对尿囊素水平也有一定影响，随着硫黄用量增加，尿囊素的含量减少。

2.无硫加工对山药药效影响

目前，山药产地加工炮制逐渐不使用硫黄熏蒸，而是采用现代加工工艺进行干燥，如热风干燥、微波干燥、冷冻干燥、远红外干燥等，既提高了生产效率，避免了二氧化硫残留，又最大限度地保留了山药的主要成分，保证了山药的质量和药效。

第三节
如何鉴别山药的优劣

山药的质量鉴别方法主要有性状鉴别法、显微鉴别法和理化分析法。这三种方法各有优势，相互补充，可从不同方面进行山药的质量监控。

一、历版《中国药典》收载情况

《中国药典》自 1963 年版开始，每版均收载山药药材与饮片，检验项目从最初只有性状鉴别，到现在的显微鉴别、薄层鉴别、水分、灰分、浸出物、二氧化硫残留量等，质量控制手段不断完善提高，山药的质量也越来越有保证（表 2-1）。

《中华人民共和国药典》

《中华人民共和国药典》（简称《中国药典》）是国家药品标准体系的核心，是法定的强制性标准。1953 年，我国颁布第一版《中国药典》。改革开放以后，药品管理法明确了药品标准的法定地位，药品标准工作和《中国药典》制修订工作步入法治化轨道，每 5 年颁布一版。

表 2-1 历版《中国药典》收载山药质量标准情况

中国药典	鉴别	检查	含量	饮片
1963 年版、 1977 年版	性状	无	无	山药、 炒山药
1985 年版、1990 年版、2000 年版、 2005 年版	性状 显微鉴别	无	无	山药、 麸炒山药
2010 年版	性状 显微鉴别 薄层鉴别	水分 总灰分 浸出物	无	山药、 麸炒山药
2015 年版	性状 显微鉴别 薄层鉴别	水分 总灰分 浸出物 二氧化硫残留量	无	山药、 麸炒山药、 山药片
2020 年版	性状 显微鉴别 薄层鉴别	水分 总灰分 浸出物 二氧化硫残留量	无	山药、 麸炒山药、 山药片

二、山药质量鉴别方法

（一）性状鉴别法－直观的质量控制方法

性状鉴别法是利用人的感官鉴别山药的质量。分别从性状、大小、色泽、表面、断面、质地、气味等方面对山药药材及饮片质量进行鉴别。

1. 毛山药

本品略呈圆柱形，弯曲而稍扁，长 15~30cm，直径 1.5~6cm。表面黄白色或淡黄色，有纵沟、纵皱纹及须根痕，偶有浅棕色外皮残留。体重，质坚实，不易折断，断面白色，粉性。气微，味淡、微酸，嚼之发黏（图 2-22）。

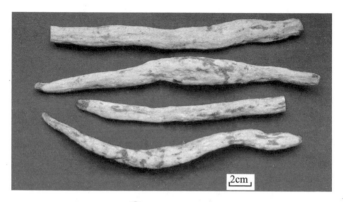

2cm

图 2-22　毛山药

2. 光山药

本品呈圆柱形，两端平齐，长 9~18cm，直径 1.5~3cm。表面光滑，白色或黄白色（图 2-23）。

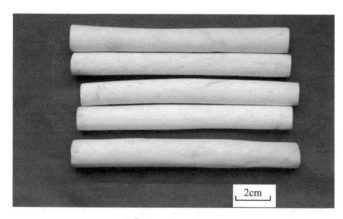

2cm

图 2-23　光山药

3. 山药片

本品为不规则的厚片，皱缩不平，切面白色或黄白色，质坚脆，粉性。气微，味淡、微酸（图2-24）。

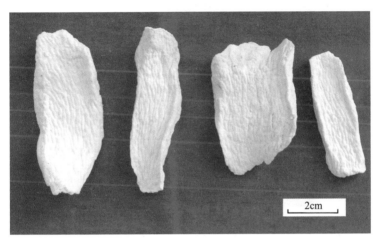

2cm

图 2-24　山药片

（二）显微鉴别法——微观的质量控制方法

显微鉴别法是借助显微镜对山药的切片、粉末组织、细胞、针晶、淀粉粒等特征进行鉴别的一种方法。对于山药与伪品山药的鉴别具有得天独厚的优势（图2-25、图2-26）。

（三）理化分析法——现代化的质量控制方法

理化分析法是借助现代仪器设备，如薄层色谱扫描仪、高效液相色谱仪、气相色谱仪等，对山药主要化学成分进行鉴别、含量测定，或者对二氧化硫残留量等进行测定。

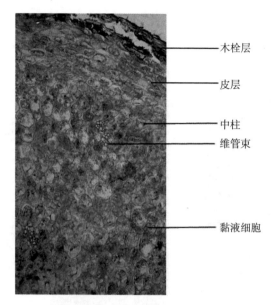

木栓层

皮层

中柱

维管束

黏液细胞

图2-25　山药横切面显微

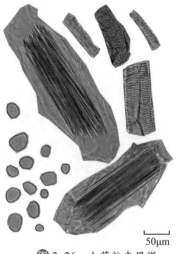

50μm

图2-26　山药粉末显微

1.山药的化学成分

山药的化学成分有：多糖、黏蛋白、氨基酸、薯蓣皂苷元、多巴胺、盐酸山药碱、多酚氧化酶、尿囊素、止权素Ⅱ。山药黏液质含40%多糖、2%蛋白质、24%灰分和3%磷元素，其中多糖由80%的甘露糖和少量果糖、半乳糖、木糖、葡萄糖组成。

山药多糖是目前公认的山药重要活性成分之一，也是山药化学和药理研究的重点和热点。近年来，国内外有许多关于山药多糖的研究报道表明，其在抗肿瘤、抗衰老、降血脂和提高免疫方面取得了很大的进展。山药多糖相对分子质量跨越范围很广，从组成和结构上的差异来说，有均多糖、杂多糖、蛋白复合多糖等。山药多糖常用的提取方法主要包括传统水提法、微波辅助法、超声波辅助法、酶解法等。

薯蓣皂苷具有祛痰、脱敏、抗炎、降脂、抗肿瘤等作用。其可水解成薯蓣皂苷元，薯蓣皂苷元是合成甾体激素类药物的重要原料。

尿囊素属咪唑类杂环化合物（1-脲基间二氮杂戊烷-2，4-二酮）。作为一种两性化合物，其可以与多种物质结合形成复盐。尿囊素主要作用有麻醉镇痛，促进组织细胞生长，加快伤口愈合，消炎、抑菌等，常用于治疗鱼鳞病、银屑病、多种角化皮肤病。据国外刊物报道，尿囊素可作为糖尿病、肝硬化及癌症治疗剂的重要成分，还能治疗骨髓炎等。尿囊素的检测方法有高效液相色谱法、毛细管电泳法、薄层扫描法等。刘雪东等借助超声辅助加入甲醇提取山药中的尿囊素，并采用高效液相色谱法（HPLC）对其进行分析，比较道地药材与市售药材尿囊素的含量，结果发现山药在炮制过程中尿囊素有效成分含量减少。

黏液蛋白是山药的主要成分之一，有研究表明山药中的蛋白含量达 8.19%。黏液蛋白的组成和成分比较复杂，主要是多糖和蛋白质的复合体，对人体具有很好的保健作用。黏液蛋白可以有效预防心血管系统的脂肪沉积，保持人体血管的柔韧性，并防止动脉粥样硬化。研究表明，稀释 200 倍的黏蛋白液对食道癌细胞生长具有明显的抑制作用，具有良好的抗肿瘤功效。

氨基酸是组成蛋白质的基本单位，赋予蛋白质分子特定的形态结构，从而使其具有多种生理活性。蛋白质是生物机体内必不可少的活性分子，可以促进机体的新陈代谢、催化生物酶等。许多食物中含有丰富的氨基酸。食物中所含 8 种人体必需氨基酸的含量是评判食物营养价值的主要标准之一。

2. 山药质量控制方法研究

山药指标性成分较少，主要通过薄层色谱鉴别、浸出物、水分、总灰分等指标对山药的质量进行控制。河南省药品医疗器械检验院近几年对山药质量控制进行了研究，利用高效液相色谱法对山药药材及饮片进行了指纹图谱研究，在指纹图谱方法的基础上建立了尿囊素及腺苷的含量测定方法，并发现不同饮片规格尿囊素与腺苷平均含量具有差异，"山药片"

的尿囊素与腺苷的含量显著高于"山药",说明传统硫熏和水浸加工"山药"的工艺对质量有很大影响。因此,鼓励采用趁鲜切制等新技术加工山药,提高山药的质量(图2-27、图2-28)。

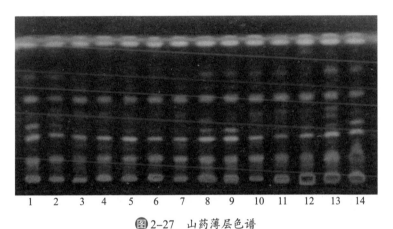

图2-27 山药薄层色谱

1~5:供试品;7~13:供试品;6:山药对照药材;14:麸炒山药

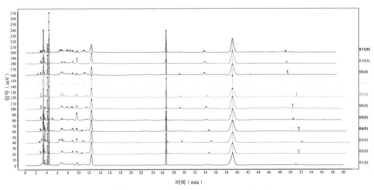

图2-28 山药HPLC指纹图谱

三、山药质量安全性控制

影响中药材质量安全的主要因素有外源性有害物质、毒性成分、非法加工等。山药为药食两用的中药，不含毒性成分，影响其质量安全的主要因素是外源性有害物质。根据目前山药栽培、采收、加工、包装、流通的实际情况，山药外源性有害物质主要有农药残留、二氧化硫残留量等。

（一）山药的农药残留"高"吗

目前我国生产和使用的农药主要分为 5 类。

第 1 类为有机磷农药，属于有机磷酸酯类或硫代磷酸酯类化合物，是应用最广泛的农药。长期少量接触有机磷农药会出现慢性中毒症状，表现为神经衰弱综合征——头痛、头晕、乏力、恶心、食欲减退、视物模糊等。

第 2 类为氨基甲酸酯类农药，属中低毒性农药。其可经呼吸道、消化道侵入人体，也可经皮肤、黏膜缓慢吸收，中毒症状与轻度有机磷农药中毒相似。

第 3 类为杀虫脒，经皮肤吸收或经消化道侵入人体，可引起心肌和血管平滑肌损害以及严重的高铁血红蛋白血症，造成缺氧，最终导致组织或器官的损害。

第 4 类为溴氰菊酯，中毒症状主要表现为皮肤刺激，出现烧灼感、红斑、丘疹，也会有神经系统症状，表现为恶心、呕吐、腹痛、头痛、头晕、乏力、肌肉跳动、流涎、视物模糊等。

第 5 类为百草枯，毒性非常强，不仅会损害肾小管，导致蛋白尿、血尿，引起肾功能损害，而且极易引起进行性呼吸困难，最终导致呼吸衰竭而死亡。此外，还会造成心、肝、肾上腺中毒，引起相应症状和体征。

由于中药的需求量日渐增多，药农们为了提高中药产量，不得不频繁地使用各种农药预防病虫害，造成了农药对中药的严重污染。目前，中药常见的农药残留种类主要有 3 大类：①有机氯农药，如六六六（BHC）、滴滴涕（DDT）及五氯硝基苯（PCNB）等。②有机磷农药，如敌敌畏、对硫磷、甲基对硫磷、乐果、氧化乐果、甲胺磷、久效磷、二嗪农、乙硫磷、马拉硫磷、杀扑磷、乙酰甲胺磷等。③拟除虫菊酯类农药，如氯氰菊酯、氰戊菊酯及溴氰菊酯等。这些残留农药不仅可以长期滞留在土壤、空气、水体等自然环境里，难以分解，而且还通过食物链产生新的污染。

山药在种植过程中，为了防治病虫害，提高产量，在不同生长期会使用一定量的农药。根据文献报道，山药在种植的过程中农药使用较为普遍，但是依据有关《食品安全国家标准 食品中农药最大残留限量》，超标率并不高。有机氯类农药检出率虽然较高，但是残留量处于极低的水平，风险较小。少量山药检出了禁限用农药，整体安全风险不高。另外，检出部分山药中有植物生长调节剂残留，说明山药在种植过程中有使用植物生长调节剂的现象。植物生长调节剂一般用于增产，其安全性尚无定论。我国高度重视中药材的农药残留问题，出台了相关的政策法规。2017 年 7 月 1 日，《中华人民共和国中医药法》正式实施，鼓励发展中药材规范化种植养殖，严格管理农业投入品的使用，禁止在中医药种植过程中使用剧毒、高毒农药等。2019 年 10 月 26 日，国务院发布《中共中央国务院关于促进中医药传承创新发展的意见》（以下简称《意见》）。《意见》在第七条"加强中药材质量控制"中提到："严格农药、化肥、植物生长调节剂等使用管理，分区域、分品种完善中药材农药残留、重金属限量标准。"在第八条提出："建立最严谨标准。"在中药标准方面，《中国药典》2020 年版规定了中药有害残留物限量制定指导原则、药材和饮片检定通则、农药残留量测定法。其中，药材和饮片检定通则对 33 种禁用农药制定了限量标准，除另行规定外，药材及饮片（植物类）禁用农药不得检出（不得过定量限）。可以看出，随着国家政策法规和标准的出台，中药材的农药残留控制会越来越严格，中药材的安全性也会越来越高。

（二）山药的二氧化硫"高"吗

中药在产地加工和贮藏过程中，为了使药材色泽洁白，防止霉烂，常采用传统加工炮制方法——熏硫，即利用硫黄熏制促进水分蒸发，防止药材褐变，抑制微生物的生长繁殖，由此造成中药中二氧化硫（SO_2）残留量超标。二氧化硫是一种无色、易溶于水、有刺激性气味的气体，其化学性质活泼，既具有氧化性，又具有还原性，因此常被用作保鲜剂和防腐剂。二氧化硫不仅可以改变中药材的化学成分，影响有效成分的含量，还会因 pH 改变导致中药性味归属发生变化。过量的二氧化硫存在安全性问题，如引发咽喉疼痛、胃部不适等不良反应。由于硫熏具有操作简单、成本低、效果好等优点，在中药材的使用上十分普遍。

山药鲜品直接用于食用时，不存在硫熏问题，但是如果加工成干燥药材，如光山药和毛山药，常采用硫黄熏蒸对其进行加工处理。山药经硫黄熏蒸后色泽亮白、干燥快、易成形，且不易发生霉变，可使其保质时间大大延长，但是要严格控制二氧化硫残留量，保证安全。《中国药典》2020 版规定毛山药和光山药二氧化硫残留量不得过 400mg/kg，只要符合药典标准要求，也是安全的。值得一提的是，随着科技的进步，越来越提倡山药无硫加工，趁鲜切片，快速干燥，这就是《中国药典》从 2015 年版以来收载的"山药片"。山药片二氧化硫残留量几乎没有，更加安全，同时由于避免了硫熏和反复浸泡，有效成分的损失也大大减少。

四、山药商品规格与等级划分

商品规格和等级是市场上中药材定价的重要依据，也是评价中药材品种的外在标志，可作为衡量和评价药材质量优劣的标准。

（一）山药商品规格划分现状

1984 年，由原国家医药管理局和中华人民共和国卫生部颁布的《76 种药材商品规格标准》列有毛山药、光山药两个规格。光山药依据长度和直径大小分为一等、二等、三等、四等，毛山药依据长度及中部围粗分为一等、二等、三等、四等。《中国药材学》记载的商品规格与《76种药材商品规格标准》相同，并增加了出口商品规格：6支，直径2.66cm，条长18cm；8支，直径2.13cm，条长18cm；12支，直径1.9cm，条长15cm；14支，直径1.65cm，条长15cm；16支，直径1.4cm，条长14cm。

《中药材商品规格质量鉴别》记载了光山药等级划分：光山药用木箱装，按箱面横排支数分为4支、6支、8支、12支、14支规格。14支以下的称为骨山，不分支数，排列不整齐，长短大小不一，多用篓装。市场上山药规格等级划分不明显。山药斜片等级有大统、小统、选片，大统直径（片宽）1.5cm以上占大多数，小统直径（片宽）0.8cm以上占大多数，选片与大统大小相当，不同的是选片比大统的灰末要少很多，价格也相对较高。无硫小圆片有选片、统货两种，选片直径在1.8cm以上，统货直径在1.0~2.3cm。

团体标准：《中药材商品规格等级 山药》规定了山药的商品规格等级，适用于山药药材生产、流通以及使用过程中的商品规格等级评判（表2-2）。

表 2-2 山药的中药材商品规格等级

规格	等级	性状描述	
		共同点	区别点
光山药	一等	干货。呈圆柱形，条均挺直，光滑圆润，两端平齐，可见明显颗粒状。切面白色或黄白色。质坚脆，粉性足。无裂痕、空心、炸头。气微，味淡，微酸	长 ≥ 15cm，直径 ≥ 2.5cm
	二等		长 ≥ 13cm，直径 2.0~2.5cm
	三等		长 ≥ 10cm，直径 1.7~2.0cm
	四等		长短不分，直径 ≥ 1.5~1.7cm，间有碎块
毛山药	一等	干货。略呈圆柱形，弯曲稍扁，表面黄白色或淡黄色。有纵沟、纵皱纹及须根痕，偶有浅棕色外皮残留。体重，质坚实，不易折断，断面白色，粉性。气微，味淡、微酸。嚼之发黏	长 ≥ 15cm，中部围粗 ≥ 10cm，无破裂、空心、黄筋
	二等		长 ≥ 10cm，中部围粗 6~10cm，无破裂、空心、黄筋
	三等		长 ≥ 7cm，中部围粗 3~6cm，间有碎块。无破裂、空心、黄筋
	四等		长短不分，直径 ≥ 1.0cm，间有碎块。少量破裂、空心、黄筋
山药片	一等	为不规则的厚片，皱缩不平，切面白色或黄白色，质坚脆，粉性。气微，味淡	直径 ≥ 2.5cm，均匀，碎片 ≤ 2%
	二等		直径 ≥ 1.0cm，均匀，碎片 ≤ 5%

注 1：山药片多指鲜切片，通常为无硫烘干片。山药产地及品种较多，山药片性状上有所差异。

注 2：市场上有干切片和毛山药片流通，其中干切片通常为光山药切片，按片径、厚度有不同等级；毛山药切片通常为毛山药切片，一般为统货。

（二）山药商品规格研究进展

现有山药商品规格制订于 20 世纪 80 年代（《七十六种药材商品规格标准》），分为 2 个规格，每个规格项下又分为 3 到 4 个等级，主要依据长度、直径大小进行等级划分。对药材市场及山药主产地进行调查发现，市场流通的山药规格等级较为混乱，等级划分不明确，没有统一标准。药材市场上山药价格不统一，总体来说毛山药、光山药的大小与价格成正比，山药片色白、片大，价格相对较高，表面发黄、变褐色的价格相对较低。调查山药主产地河南焦作（武陟、温县）、河北安国（大营村、东桃村）等地，发现现在野生山药资源较少，人工种植山药占市场的主导地位。在实际生产过程中，农户、小作坊与药材加工公司之间的加工方式均有所不同，如焦作药农加工光山药的基本步骤为去皮→硫熏→晾晒→搓圆→打粗→打光，毛山药则是去皮→硫熏→直接晾晒。河北药农加工毛山药的方法与焦作药农基本一致，唯一不同的是有些农户会用火炕加热以加快干燥。河北药农加工光山药时，大部分不打粗，直接打光，然后晾晒或者在火炕上加热，长相好的用来食用，长相不好的则用来药用。药材加工公司则以加工无硫山药片为主。基于此，毛山药依据中部围粗（6cm 以上、4cm 以上、2cm 以上）、光山药按照直径大小（1.8cm 以上、1.5cm 以上、0.8cm 以上）、无硫山药片依据表面颜色（白色、黄白色、粉褐色）、毛山药片依据片宽不同、光山药片按照直径大小均划分为三个等级。

　　各规格等级与化学含量之间无一定的规律性，但是无硫山药片与其他各规格之间具极显著差异，且尿囊素、腺苷、β-谷甾醇、单糖、寡糖、谷氨酸、丙氨酸、氨基酸总量均较高。体外活性结果表明，山药均具有较强的清除1,1-二苯基-2-三硝基苯肼（DPPH）自由基能力，但山药片较毛山药、光山药抗氧化活性弱。在降糖方面，山药对α-葡萄糖苷酶的抑制作用较弱（与阳性对照相比），各规格间对α-葡萄糖苷酶的抑制作用具有显著差异，山药片作用最强，但毛山药、光山药（包括饮片）之间无显著差异。山药对α-淀粉酶的抑制作用较弱，最大只相当于阳性对照的30%左右。

第四节
此"山药"非彼"山药"

一、山药的混淆品介绍

《中国药典》规定山药来源于薯蓣科植物薯蓣 *Dioscorea opposita* Thunb. 的干燥根茎。山药的混淆品主要有两类，一类是"广山药"等地方习用品，这些习用品来源于山药同科属植物褐苞薯蓣、参薯及山薯的根茎，其中褐苞薯蓣列入湖南、广东、广西及福建等四省地方药材标准，参薯列入湖南、福建及浙江等三省地方药材标准，山薯列入广东及浙江省地方药材标准。一类是伪品，主要是来源于大戟科植物木薯、旋花科植物番薯的块根。山药混淆品的来源见表 2–3，地方药材标准收载山药地方习用品情况见表 2–4。

表 2–3　山药混淆品的来源情况

名称	来源
参薯	薯蓣科植物参薯 *Dioscorea alata* L. 的根茎
褐苞薯蓣	薯蓣科植物褐苞薯蓣 *Dioscorea persimilis* Prainet Burkill 的根茎
山薯	薯蓣科植物山薯 *Dioscorea fordii* Prainet Burkill 的根茎
木薯	大戟科植物木薯 *Manihot esculenta* Crantz 的块根
番薯	旋花科植物番薯 *Ipomoea batatas*（L.）Lam. 的块根

表 2-4 地方药材标准收载山药地方习用品情况

地方标准	收载名称	来源
湖南省中药材标准（2009 年版）	山药	参薯或褐苞薯蓣的干燥根茎
福建省中药材标准（2006 年版）	福建山药	参薯或褐苞薯蓣的干燥根茎
广东省中药材标准（2011 年版）	广山药	山薯或褐苞薯蓣的干燥根茎
广西中药材标准第二册（1996 年版）	山药（广山药）	褐苞薯蓣的干燥根茎
浙江省中药材标准第一册（2017 年版）	温山药	参薯或山薯的干燥根茎

市场上，山药混淆品常常刮去外皮、切片，加工成与山药相似的形状，外观性状上很难与正品区别。因此，有必要结合山药混淆品的性状特征以及显微特征，将山药及其混淆品区别开来。

二、主要混淆品的性状特征

（一）参薯

参薯，别名大薯、毛薯、方山药，主要分布于广东、广西、湖南、湖北、福建、四川、江西、浙江、海南、贵州、云南等地，是山药地方习用品之一。在我国南方地区，以参薯代替山药的情况较为普遍。

混淆原因：①地方药材标准收载名称与山药名称相近。②长期以来民间习用。③功效相近。④来源接近（同科属）。

1. 标准收录

参薯来源于薯蓣科植物参薯 *Dioscorea alata* L. 的干燥根茎，收载于湖南、福建及浙江等省中药材标准中，收载名称分别为山药、福建山药、温山药。

2. 性状特征

［形状］略呈圆柱形（图 2-29）。

［大小］长 8~30cm，直径 2.5~8cm。

［表面］表面黄白色或白色，有明显的不规则纵皱纹及未除尽的棕黄色栓皮，并可见少数须根痕。

［质地］质坚实，不易折断。

［断面］断面白色，颗粒状，粉性，散有淡棕黄色点状物和丝状物，削平后可见网状纹理。

［气味］气微，味微甘、酸，嚼之发黏。

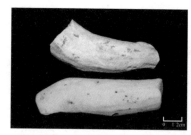

参薯

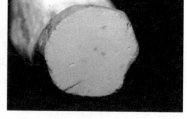

参薯横切面

图 2-29　参薯药材性状及局部放大图

（二）褐苞薯蓣

褐苞薯蓣，别名珍薯、淮山，主要分布于广东、广西、贵州、云南、浙江等地，是山药地方习用品之一，也是常见食品。

混淆原因：①地方药材标准收载名称与山药名称相近。②长期以来民间习用。③功效相近。④来源接近（同科属）。

1. 标准收录

褐苞薯蓣来源于薯蓣科植物褐苞薯蓣 *Dioscorea persimilis* Prainet Burkill 的干燥根茎，收载于湖南、广东、广西及福建等四省中药材标准中，收载名称分别为山药、广山药、山药（广山药）、福建山药。

2. 性状特征

［形状］呈圆柱形，略弯曲（图 2–30、图 2–31）。

［大小］长 10~30cm，直径 1.5~8cm。

［表面］表面黄白色或淡黄色，偶有棕色外皮残留。

［质地］体重，质坚实。

［断面］断面白色，粉性。

［气味］无臭，味淡、微酸，嚼之发黏。

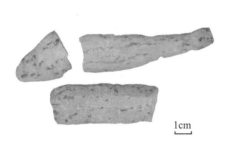
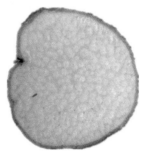

1cm

褐苞薯蓣   褐苞薯蓣（鲜品）横切面

图 2–30　褐苞薯蓣性状及局部放大图

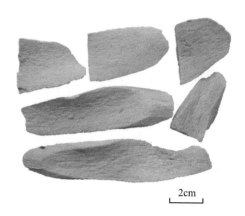

2cm

图 2-31　褐苞薯蓣切片

（三）山薯

山薯，别名子薯、土淮山、淮山，主要分布于广东、广西、浙江、福建等地，其中广东产量较大，主要产于广东化州、茂名、高州等地，大多加工为饮片后出售，与正品山药极为相似。

混淆原因：①地方药材标准收载名称与山药名称相近。②长期以来民间习用。③功效相近。④来源接近（同科属）。

1. 标准收录

山薯来源于薯蓣科植物山薯 *Dioscorea fordii* Prainet Burkill 的干燥根茎，收载于广东、浙江两省中药材标准中，收载名称分别为广山药、温山药。

2. 性状特征

［形状］略呈圆柱形或呈不规则圆柱形，稍弯曲，有的较扁（图 2-32）。

［大小］长 15~30cm，直径 1.5~6cm。

［表面］表面黄白色或淡黄色，有纵沟及须根痕，常有未除尽的栓皮痕。

［质地］体重，质坚实，不易折断。

［断面］断面淡黄色，粉性，散有少量浅棕色点状物。

［气味］无臭，味微甘、微酸。

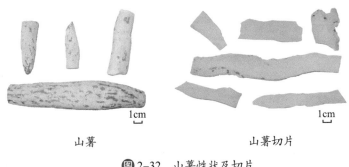

山薯　　　　　　　　　　　　山薯切片

图 2-32　山薯性状及切片

（四）木薯

木薯，别名树薯、槐薯、木番薯、树番薯、南洋薯，原产于美洲，我国广东、广西、湖南等地也有栽培。本品含有大量淀粉，多用于制取工业用淀粉或酒精。之前曾发现木薯加工后伪充山药销售的情况，多加工成块片，色白、粉性足，易与山药混淆。木薯块根含有木薯毒苷，水解后产生氢氰酸，有毒。

混淆原因：①性状相近。②木薯价格便宜。

1. 标准收录

木薯来源于大戟科植物木薯 *Manihot esculenta* Crantz 的干燥块根。目前无药材标准收录，记载于《中华本草》等。

2. 性状特征

［形状］呈长纺锤形或圆柱形（图 2-33、图 2-34）。

［大小］长 15~30cm，直径 2.5~6cm。

［表面］表面棕色略皱缩，有横长条形皮孔。

［质地］质脆，易折断。

［断面］断面白色，粉性足。有的现裂隙，中央有一小木心，可见浅黄色点状物呈放射状排列，近边缘处可见一明显的筋脉环纹。

［气味］气无，味甘、淡。

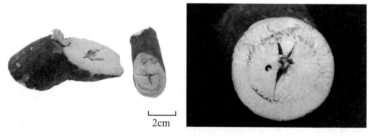

木薯 　2cm　 木薯横切面

图 2-33　木薯药材性状及局部放大图

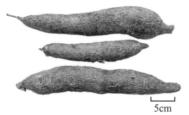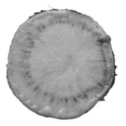

5cm

木薯（鲜品） 木薯（鲜品）横切面

图 2-34 木薯（鲜品）性状及局部放大图

（五）番薯

番薯，别名甘薯、红薯、山芋、白薯、红苕、番瓜、地瓜，原产于美洲中部，最早传进中国约在明朝后期的万历年间，现在我国多数地区普遍栽培。番薯是一种高产而适应性强的粮食作物，与工农业生产和人民生活关系密切。块根除作主粮外，也是食品加工、淀粉和酒精制造工业的重要原料。经加工，漂白，搓成圆柱形伪充山药。

混淆原因：①性状相近（图 2-35）。②番薯价格便宜。

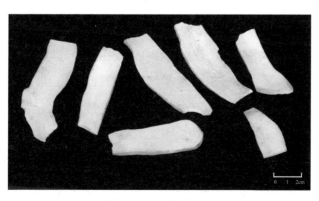

0　1　2cm

图 2-35 甘薯（切片）

1.标准收录

番薯来源于旋花科植物番薯 *Ipomoea batatas*（L.）Lam. 的块根，收载于山东省中药材标准（2022 年版）。

2.性状特征

［形状］呈纺锤形、长圆形或不规则块状。

［大小］长 8~30cm，直径 4~20cm。

［表面］表面淡紫红色、黄白色，有须根痕。

［质地］质坚脆。

［断面］断面黄白色或淡粉红色。

［气味］气微，味甘，平。

三、主要混淆品的显微特征

显微鉴定是根据中药在显微镜下所呈现的细胞、组织、内含物等微观特征，鉴别中药基原或真伪的一种方法。该方法具有快速、简便、准确的特点，是中药鉴定的四大方法之一。显微鉴定常用的方法包括组织鉴定、粉末鉴定和显微化学反应等。本书通过比较显微特征区别山药与其混淆品。

通过比较山药与其混淆品的显微特征可以看出：山药与参薯、山薯、褐苞薯蓣三个地方习用品可以通过有无石细胞进行鉴别区分；山药与伪品木薯的显微特征区别较大，容易鉴别，木薯除了含有草酸钙簇晶外，还具有盔帽形淀粉粒，这两个特征都是正品山药不具有的；山药与番薯区别在于，山药有草酸钙针晶束，而番薯没有这个特征。

（一）参薯

参薯的石细胞成片或单个散在（图2-36），类方形或不规则多角形，直径15~80μm，有的胞腔含有草酸钙方晶，而山药没有这个特征。

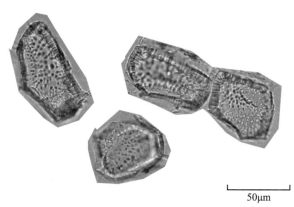

50μm

图2-36　参薯显微特征（石细胞）

（二）褐苞薯蓣

褐苞薯蓣的石细胞类多角形、长椭圆形，散在或成片，有的胞腔含有草酸钙方晶，而山药没有这个特征（图2-37）。

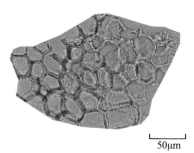

50μm

图2-37　褐苞薯蓣显微特征（石细胞）

（三）山薯

山薯的石细胞呈长方形，类多角形，纹孔、孔沟细密，内含草酸钙方晶，而山药没有这个特征。

（四）木薯

木薯草酸钙簇晶存在于薄壁细胞中，直径为 18~45μm。淀粉粒多，单粒类圆形、盔帽形，直径为 5~25μm，脐点点状、十字状、裂缝状、层纹明显，复粒由 2~3 分粒组成（图 2-38），山药没有上述特征。

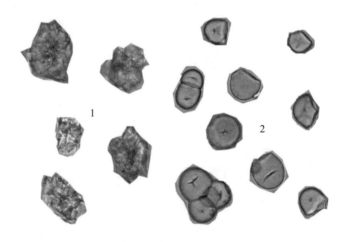

图 2-38　木薯显微特征
1：草酸钙簇晶；2：淀粉粒

（五）番薯

番薯淀粉粒众多，草酸钙簇晶散在，直径为 20~60μm。山药有草酸钙针晶束，没有草酸钙簇晶。

四、混淆原因解读

（一）山药地方习用品

山药原植物是薯蓣科植物薯蓣，褐苞薯蓣、山薯、参薯均是来自于山药同科属的植物，原植物近似，也能药食兼用，为山药地方习用品。湖南、广东、广西及福建等四省中药材标准均收载褐苞薯蓣作为药用，广东及浙江省两省中药材标准收载了山薯作为药用，湖南、福建及浙江等三省地方药材标准收载了参薯作为药用。采收加工后，其外观形状较难区别，在药材市场上容易相互混淆，常被有意或无意地充作山药，或者混入山药中。

（二）人为掺伪

有人将木薯、番薯等伪品刮去外皮、切片，加工成与山药相似的形状，造假者常将木薯饮片从中间切开，使木心偏于饮片的一侧，番薯则加工成类似山药的饮片，冒充山药，在外观性状上，非专业人员很难与正品区别。木薯和番薯以食用为主，药用价值不高。

（三）价格差异

山药为常用中药，药用价值高，价格也较高。褐苞薯蓣、山薯、参薯、木薯、番薯等产量较高，价格较低，不法商贩为牟取暴利，将其加工后以假乱真。

第三章

山药之用

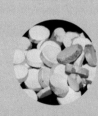

第一节
山药的药理作用

山药作为药用始载于《神农本草经》，并列为上品，书中对其作用有如下记载："味甘温……补虚羸，除寒热邪气，补中，益气力，长肌肉。久服耳目聪明，轻身不饥，延年。"山药是一味常用的健脾补气良药，对调理一些慢性疾病和促进身体恢复有良好的疗效。继《神农本草经》之后，《名医别录》《药性论》《食疗本草》等大量医学典籍都对山药有所记载，进一步发展总结了山药除补脾养胃的功效之外，还有生津益肺、补肾涩精的作用。《本草纲目》将山药的功效概括为五大类："益肾气，健脾胃，止泻痢，化痰涎，润皮毛。"《药品化义》则对山药的用法有更为具体的描述，"生者性凉，熟则化凉为温"。医圣张仲景首创的调理脾胃、气血双补、内外兼治的薯蓣丸，就是以山药为主制成的。北宋钱仲阳创制的六味地黄丸也是以山药佐地黄，名驰于今。可见山药的使用在我国历史悠久，历代医家对其功效早有心得，是众所周知的药食两用的滋补佳品。

现代研究表明，山药根茎中淀粉约占 16%，还含有山药多糖、薯蓣皂苷元、胆碱、多酚氧化酶、维生素 C、甘露聚糖和植酸、多巴胺、盐酸山药碱、氨基酸、蛋白质、淀粉酶、尿囊素、微量元素以及对人体有益的不饱和脂肪酸和奇数碳脂肪酸等。零余子主要含有碳水化合物和蛋白质（占山药零余子干重的 90% 以上），且蛋白质组成合理，必需氨基酸丰富，还含有丰富的多糖、微量元素等。

山药多糖是目前公认的山药主要活性成分之一，包括黏液质和糖蛋白。黏液质是一种含磷的复合多糖，而糖蛋白的氨基酸组成全面，且人体必需氨基酸含量较高。山药黏液中的多糖可刺激和调节人体免疫系统，能使被抑制的细胞免疫功能部分或全部恢复。山药中含有的皂苷能防止冠心病和脂肪肝的发生，有止咳、祛痰、脱敏、修复病变组织等作用。山药中的多巴胺能扩张血管，改善血液循环。山药淀粉酶能促进食物中淀粉的分解，增强机体的消化与吸收功能，是身体虚弱、食欲不振、消化不良、糖尿病等多种疾病患者的营养补品。山药在中医现代临床中应用也十分广泛，主要用于治疗慢性腹泻、食少、体倦、虚劳咳嗽、糖尿病、肾病综合征等。

现代药理研究表明，山药在抗炎、调节消化系统、降血糖、降血脂、增强免疫、抗肿瘤、抗氧化、抗衰老以及保肝护肾等方面，均有一定的活性作用。现分述如下。

一、抗炎作用

炎症反应是机体受到伤害性刺激时产生的一种自我防护机制。但是，部分炎症反应尤其是慢性炎症反应严重影响患者的健康与生活，如临床上常见的慢性肾炎、风湿性关节炎、肠炎等。山药作为药食两用的药物，可以有效缓解炎症反应。对山药多糖的功能研究显示，通过关节腔注射山药多糖可明显降低兔膝关节液中的炎性因子（白细胞介素-6、白细胞介素-1β 和肿瘤坏死因子）的表达，并能有效抑制关节软骨中基质金属蛋白酶-13 的表达，抑制关节软骨胶原的降解，促进转化生长因子-β1 和 Ⅱ 型胶原蛋白的合成，有效缓解膝关节骨性关节炎。山药中的化合物 6,7-二羟基-2,4-二甲氧基菲可以通过降低结肠中炎性因子（肿瘤坏死因子-α、干扰素 γ、白细胞介素-10 及白细胞介素-23）的含量，抑制核因子 κB（NF-κB）/ 环氧化酶-2（COX-2）信号通路，从而缓解葡聚糖硫酸钠诱发的小鼠肠炎。也有文献报道，薯蓣 6,7-二羟基-2,4-二甲氧基菲可以通过抑制 BV2 小胶质细胞 p38 丝裂原活化蛋白激酶（p38MAPK）/ 核因子 κB（NF-κB）信号通路，发挥抗炎作用。此外，山药糖蛋白在治疗急性肺炎、结肠炎等炎性疾病中也有明显的效果。山药中的薯蓣皂苷元可以通过抑制 THP-1 巨噬细胞中核苷酸结合寡聚化结构域样受体蛋白 3 炎性小体和半胱天冬酶 1 的激活，减轻尿酸钠晶体诱导的炎症反应。山药的不同组分可以通过不同的炎性细胞、细胞因子及信号通路，降低细胞的炎性反应，从而缓解机体的慢性炎症反应。

二、对消化系统的调节作用

山药含有淀粉酶、多酚氧化酶等物质，有助于调节脾胃功能，临床常用于治疗脾胃虚弱之泄泻、体倦、食少、虚汗等。调查显示，各种油炸膨化食品广受青少年的喜爱，人们长期摄入高脂肪和高热量的食物，不可避免的增加了脾胃的负担，长此以往，会导致肥胖、消渴等。中医认为，合理的膳食搭配可以预防和调节许多人体疾病。西医学也认为，通过摄入相应的食物，对促进脂肪的吸收和消化有一定作用。山药中的薯蓣皂苷元、支链淀粉等对脾脏的健康和脂肪的吸收分解具有明显促进作用。

（一）对肠运动的影响

研究表明，山药能抑制正常大鼠排空运动和肠推进作用，也能明显对抗苦寒泻下药引起的大鼠胃肠运动亢进，胃肌电显示山药可降低大鼠胃电慢波幅，同时能明显对抗大黄所引起的慢波波幅升高。进一步的研究还表明，山药能明显拮抗氯乙酰胆碱及氯化钡引起的大鼠离体回肠强直性收缩，但不能对抗肾上腺素引起的离体十二指肠或回肠的抑制作用，表明山药有缓解肠管平滑肌痉挛及对抗神经介质的作用。山药还能增强小肠的吸收功能，抑制血清淀粉酶的分泌，但对胆汁分泌及胃液分泌均无明显影响。山药中所含有的淀粉酶能刺激胃肠道运动，促进胃肠内容物排空，有助于消化。有研究表明，生山药、清炒、土炒、麸炒四种山药炮制品煎剂对家兔离体肠管节律性活动有明显作用。当肾上腺素引起肠管紧张性降低时，4种山药煎剂均能使肠管恢复节律且作用明显；当乙酰胆碱（Ach）引起肠管紧张性增高时，4种煎剂均能使肠管紧张性下降，明显恢复其节律性活动。可见山药对维持肠道功能稳定作用显著。临床有学者用山药配伍茯苓，用于缓解长期服用二甲双胍引起的胃肠道症状，减轻不良反应，效果明显。

（二）调节脾胃功能

1.对脾功能的影响

山药具有补中益气的作用，可以调节脾胃功能。彭成等用灌服食醋的方法建立了大鼠脾虚动物模型，并研究了山药粥对脾虚大鼠的作用。结果表明，山药粥对脾虚大鼠的形成有预防作用，对脾虚大鼠模型有一定的改善作用。陈金秀等认为，怀山药提高利血平型脾虚小鼠脑内单胺递质水平是怀山药健脾益气作用的可能原因之一。还有研究表明，山药粥对脾虚大鼠模型引起的便溏等症状有预防和治疗作用。山药水煎剂可促进和恢复脾虚大鼠的胃液分泌功能（包括胃液量、总酸度、总酸排出量及胃蛋白酶活性等理化指标）。

2.对胃黏膜的影响

乙醇对胃黏膜上皮细胞具有直接损伤作用，可引起黏膜下血管内皮损伤，产生大量炎症递质，引起中性粒细胞浸润，进一步加重黏膜损害。此外，乙醇还可刺激胃酸分泌。山药含有的尿囊素能修复上皮组织，促进皮肤溃疡面和伤口愈合，具有生肌作用，可用于治疗胃及十二指肠溃疡。研究发现，怀山药对急性酒精性胃黏膜损伤大鼠的胃黏膜具有保护作用。其机制可能与上调急性酒精性胃黏膜损伤大鼠的胃黏膜细胞内环氧化物酶-2 的表达有关。

三、降血糖、降血脂作用

随着我国人口老龄化的到来，步入老龄的人口越来越多，老年人最易患的三高，即高血糖、高血脂、高血压，引起更多人的担忧。血脂、血压、血糖长期升高会导致心、脑、肾等靶器官受损，进而诱发严重并发症，如脑出血、脑梗死、心梗等疾病。一个健朗的身体和健康的生活成为社会普遍的追求。现代生活节奏快，年轻人压力大、不爱运动、对健康关注度低，高血糖、高血脂及高血压等开始表现出明显的年轻化趋势。传统中药在降血糖、降血脂、降血压中发挥了重要的作用。

山药历来是医家和民间治疗消渴病的要药。山药中的山药多糖具有很好的降血糖作用。人们在研究过程中常利用四氧嘧啶、肾上腺素或葡萄糖来建立糖尿病大鼠模型，并观察山药多糖对糖尿病大鼠的治疗作用。研究发现，山药多糖可显著降低糖尿病大鼠模型的血糖。这可能与多种机制有关，例如增加胰岛素分泌、改善受损的胰岛 β 细胞的功能、清除过多自由基以及提高糖代谢关键酶的活性以促进血糖代谢等。山药多糖对糖尿病大鼠模型的降糖作用随给药剂量的增加而增加。山药还能提高肝糖原和心肌糖原含量，说明山药具有降血糖作用的同时还能促进血糖利用。临床上有学者用山药降糖丸治疗糖尿病，大多数患者"三多一少"的症状及检测指标有所改善。用黄芪、山药、丹参等中药材为基本方加减，可治疗糖尿病型肾病。另有研究表明，给糖尿病患者注射胰岛素治疗的同时让患者食用山药，即采用胰岛素与山药联合疗法，要比单独使用胰岛素的治疗效果要好。

山药还具有降血脂作用。有学者发现，山药能降低动脉粥样硬化小鼠的脂类浓度，同时降低主动脉和心脏的糖浓度。对已饲喂过游离胆固醇和含有胆固醇食物的小鼠，山药能降低其胆固醇的浓度。山药多糖有助于糖尿病小鼠机体的恢复，维持机体总胆固醇、三酰甘油及高密度脂蛋白的水平，而且高剂量的山药多糖降血糖、降血脂效果更明显。此外，山药中含有的钴、铬、铜等微量元素，可防止心血管系统病变。钴是维持糖、脂正常代谢所必需的，也是维持胰岛素功能所必需的，缺钴可导致动脉粥样硬化，缺铬可使动脉壁受损。山药中的铜离子对人体的正常发育、网织红细胞生成、维持心血管系统功能正常有极大的帮助。临床上，山药可用于防治老年人脂质代谢异常以及动脉粥样硬化症。

四、增强免疫作用

免疫是机体以免疫组织、免疫器官、免疫细胞等对抗外来病原的侵害，从而维持机体生理平衡的过程。对于人体来说，免疫力的好坏与身体健康息息相关，良好的免疫力是健康的基础，而免疫力低下则会使机体更容易感染或产生各种疾病，因此如何提高（改善）机体免疫力成为广泛关注和探讨的问题。大量研究表明，山药活性物质具有显著的免疫调节功能，对机体作用广泛。历代医家认为，山药具有补益肺气之功效，且温补而不骤，微香而不燥，循循有调肺之功。现代药理表明，山药补益肺气的作用主要表现为对免疫功能的调节。另有研究证实，脾虚时消化功能紊乱，机体免疫功能下降，免疫调节正是山药发挥补脾作用的机制之一。

　　近年来，山药免疫调节作用的研究主要集中在山药多糖上。山药多糖既具有非特异性免疫功能，又具有提高特异性细胞免疫力和体液免疫力的功能，对全面改善机体的免疫功能具有重要意义。非特异性免疫是机体免疫系统的重要组成部分，单核巨噬细胞的吞噬能力是衡量机体非特异性免疫功能的标志之一。有研究显示，怀山药多糖可明显提高环磷酰胺所致免疫抑制小鼠腹腔巨噬细胞的吞噬百分率和吞噬指数，且高剂量组作用更加明显，可见山药多糖对巨噬细胞的吞噬功能具有极强的促进作用。由于巨噬细胞具有吞噬功能，有学者通过小鼠炭粒廓清实验发现，山药多糖能显著提高小鼠炭粒廓清率。上述研究结果均提示，山药多糖对小鼠非特异性免疫具有明显的促进作用。山药多糖还可以促进机体特异性免疫。研究表明，怀山药多糖可明显拮抗 D-半乳糖所致衰老小鼠免疫器官的组织萎缩，使皮质厚度增加，皮质细胞数增加，淋巴细胞数增加，大剂量怀山药多糖作用更为明显。该作用可能与其兴奋免疫器官，从而增强免疫细胞功能有关。此外，山药多糖对细胞免疫和体液免疫均有明显促进作用。应用山药多糖可以极显著地提高 T 淋巴细胞的增殖能力和自然杀伤细胞的活性，说明山药多糖对细胞免疫具有改善作用。对体液免疫的研究发现，山药多糖能明显提高小鼠血清溶血素和溶血空斑的形成，并显著提高小鼠血清免疫球蛋白 G（IgG）的含量，表明山药多糖对体液免疫同样具有促进作用。

除山药多糖外，山药中还含有多种可增强人体免疫力的成分，山药蛋白肽含有丰富的疏水性氨基酸和碱性氨基酸，能够显著改善脾脏的病理学变化，提高淋巴细胞的增殖能力，提升细胞因子、IgG、免疫球蛋白 M（IgM）分泌的水平。山药活性成分腺苷和熊果苷可以发挥雌激素样作用。腺苷的主要作用是增加雌激素受体 α（ERα）和雌激素受体 β（ERβ）的表达，而熊果苷主要通过增加 ERβ 和雌激素受体 GPR30 的表达发挥作用。研究报道称，山药冷浸提取物可以保护睾丸功能，山药蛋白可以通过调节核转录因子红系 2 相关因子 2（Nrf2）信号通路有效改善睾丸功能障碍。

山药磷脂的免疫调节作用也逐渐引起了人们的关注。有研究表明，山药的磷脂类成分具有提高免疫功能的作用，但其作用机制尚待进一步研究。

山药作为免疫调节剂在功能性食品和保健品行业具有巨大潜力。

五、抗氧化、抗衰老作用

在全球老龄化日益严重的情况下，进一步提高老年人生活质量，延缓衰老，已成为全球学者的研究热点之一。山药作为传统药食同源中药，其抗衰老的功效受到了一定青睐。

氧化损伤是机体发生疾病、衰老的一个重要原因，正常机体会在代谢过程中产生具有强氧化性的自由基，但很快会被机体清除。当机体衰老时，自由基清除障碍，大量自由基堆积会导致机体产生氧化损伤，进而导致各种生理功能下降。早在《神农本草经》中就记载山药"轻身不饥，延年"，现代研究表明山药具有抗氧化、抗衰老作用。

山药中含有的山药多糖具有强抗氧化活性。有学者通过检测山药多糖对羟自由基、超氧阴离子自由基、1,1-二苯基-2--三硝基苯肼（DPPH）自由基的清除能力，证实了山药多糖的体外抗氧化作用，且与其浓度呈正相关性。山药多糖的抗氧化作用不局限于体外实验，同样适用于各种损伤因素作用下的体内环境。有研究表明，山药多糖对缺血再灌注损伤的大鼠能够发挥很好的抗氧化作用，也能提高老年性痴呆小鼠的抗氧化能力，其既能提高超氧化物歧化酶（SOD）、谷胱甘肽过氧化物酶活性，又能降低丙二醛水平，从而发挥抗氧化作用。

另有研究表明，山药抗衰老作用与山药中的微量元素锰有关。锰元素被世界卫生组织认为是对老年心血管有益的必需元素，具有抗老延年的作用。大量研究表明，锰是多种酶的激活剂，更是超氧化物歧化酶（SOD）的组成部分。SOD是人体内最重要的细胞保护酶之一，既能防辐射损伤，又能有效地抵抗超氧阴离子自由基，从而延缓衰老。

山药中还含有多酚类物质，有学者研究怀山药清除羟自由基的能力时发现，怀山药具有较强的抗自由基活性，且与其浓度成正比，这主要归因于其所含多酚类成分。进一步的定性研究发现，怀山药抗自由基活性与多酚类含量呈一定的相关性。

六、抗肿瘤、抗突变作用

随着社会发展对环境带来的变化，近年来肿瘤的发病率不断增加，又因恶性肿瘤即癌的难以治愈，更是让人们谈瘤色变，任何一个具有抗肿瘤效果的偏方和药物，都受到极大的关注。药食同源中药——山药作为常见的药材，具有良好的抗肿瘤活性。

山药作为传统补益中药，对机体具有广泛的作用，可作为抗肿瘤药物及化疗期辅助食品。其活性成分山药多糖能增强白细胞的吞噬作用。体外实验表明，山药多糖可作为抗癌的扶正药，这与其具有很强的免疫调节功能有关。山药多糖的抗突变作用可能与其能抑制突变物对菌株的致突变作用有关。

有学者通过小鼠移植实体瘤模型对山药多糖的抗肿瘤活

性进行了研究，结果表明，山药多糖对 Lewis 肺癌细胞及黑色素瘤均有抑制作用，且中等剂量效果最佳。水溶性山药多糖对结肠癌细胞增殖显现出较强的抑制作用。有学者对山药水溶性多糖进行了研究，其抗肿瘤实验数据表明水溶性多糖能有效抑制艾氏腹水癌，并证实山药黏液质中的 O–乙酰化甘露聚糖具有抗肿瘤活性，是山药中的一种重要药理活性成分。O–乙酰化甘露聚糖易溶于水，性质稳定，能制作针剂，是一种很有开发前景的癌症辅助治疗药物。山药水提物联合树突状细胞 – 细胞因子诱导的杀伤细胞疗法可以有效抑制磷酸酰肌醇 3 激酶 / 丝氨酸–苏氨酸蛋白激酶（AKT）通路中关键基因磷脂酰肌醇–3 激酶调节亚基 1（P13KR1）、Wnt/β–catenin 通路中关键基因 Wnt1 和 Notch 通路中关键基因 Notch1 的信使核糖核酸表达，从而抑制结肠癌 HT29 细胞干细胞荷瘤细胞增殖，起到抗肿瘤的效果。肝癌是常见的恶性肿瘤，是导致死亡的第二大癌症。研究发现，山药中的薯蓣皂苷元通过诱导内质网应激反应和线粒体凋亡，从而杀死肝癌模型小鼠病灶部位的癌细胞，是一种有效的抗癌剂。山药果皮对肿瘤的抑制率近似于山药果肉的两倍。因此，在抗肿瘤方面山药皮反而有着更大的优势。

有学者对怀山药茎叶进行了研究，系统分离怀山药茎叶后，鉴定得到 20 个化合物，并对它们的抗肿瘤作用进行了初步筛选，结果显示有些化合物具有一定的抗癌活性。这为怀山药地上茎叶进一步开发利用打下良好基础。

七、保肝作用

有学者利用四氯化碳诱导小鼠肝损伤，再给予一定剂量的山药多糖进行治疗，结果发现，山药多糖可以降低肝损伤小鼠血清中谷丙转氨酶、谷草转氨酶和丙二醛的含量，并能抑制脂质过氧化物的生成，对由肝损伤引起的氧化损伤有保护作用。另有研究表明，急性肝损伤小鼠模型经山药水提液干预后，小鼠损伤的肝组织坏死减轻、坏死灶减少、范围减小。这可能与山药抗氧化清除自由基和增强机体清除自由基的能力有关。

八、对肾脏的保护作用

《本草纲目》言山药益肾气。现代实验研究证明，山药多糖可使尿蛋白、血清肌酐、血清尿素氮水平下降，改善肾功能。有实验研究了山药灌胃预处理对大鼠肾脏缺血再灌注损伤的保护作用，结果表明，山药干预处理可使细胞凋亡减少，尿素氮、肌酐及丙二醛含量下降，并促进肾小管细胞的再生修复和重建，保护了肾功能。

在临床上，有学者应用无比山药汤（党参、沙参、山药）治疗慢性肾炎患者，治疗后患者尿蛋白下降或消失、血浆蛋白和白蛋白的含量上升、胆固醇的含量下降，症状改善。有研究用黄芪、芡实、山药等组成的益肾健脾化瘀汤治疗慢性肾炎，服药后患者尿蛋白明显下降或消失，经过3个疗程后，总有效率达到86.1%。另有学者以黄芪、党参、山药等益肾类中药组方治疗慢性肾炎，并与金水宝胶囊做对照，治疗组总有效率高于对照组，表明益肾类中药治疗慢性肾炎效果明显。

九、其他作用

除上述药理作用外，山药还表现出其他药理活性。山药能够促进胃液分泌、增加胃液酸度，对脾虚小鼠具有明显止泻作用，还能够增强脾虚小鼠抗寒能力。皮内注射山药碱，对豚鼠有局麻作用。山药水煎液体外实验发现，其对白细胞吞噬金黄色葡萄球菌的能力有促进作用，能够诱生干扰素，促进过敏介质的释放。给小鼠灌服山药水煎剂，可增加小鼠前列腺、精囊腺重量，表明其具有补肾、雄激素样作用。山药中的尿囊素具有抗刺激、麻醉镇痛、消炎抑菌等作用，常用于治疗手足皲裂、鱼鳞病以及多种角化性皮肤病。目前，尿囊素作为外用制剂广泛用于皮肤科临床。怀山药对小鼠的学习记忆障碍有改善作用，作用机制有待进一步研究。

唐代医家甄权曾说山药具有"镇心神，安魂魄""开达心孔，多记事"的药用价值；《大明本草》记载山药主泄精健忘。西医学研究也表明，山药多糖具有抑制大脑淀粉样蛋白生成、聚集的作用，山药皂苷有助于修复轴突萎缩和突触退化，对于预防和治疗阿尔兹海默症具有重大研究意义。

山药具有补益气血之功，为滋补上品。山药归脾、肺、肾经，有健脾、益胃、固肾之功效，三者调和，食之可润皮毛。

临床上山药及其制剂在治疗小儿腹泻、小儿厌食症、骨质疏松症、慢性盆腔炎、功能失调性子宫出血、早期先兆流产、肠易激综合征、顽固性耳鸣、肿瘤化疗后出血症、精神分裂症、黄褐斑、扁平疣等疾病方面，均有一定的疗效。另有学者将山药作为益生元制剂使用，对中药扶正固本理论有了新的补充，同时也为微生态调节剂的发展开辟了新的思路。

山药药理作用广泛，化学成分复杂，但目前山药的药理研究主要以山药水煎剂或其活性物质粗提物为主，对其中大分子化合物的研究较多，小分子化合物的分离鉴定研究较少，很难将其结构和药理作用结合起来，对其结构与功能的关系还不是十分清楚。因此，有待从活性成分或活性部位的提取分离与结构鉴定、药物动力学研究、单体组分的活性实验和构效关系研究等方面进行深入探讨。

第二节
山药的制剂

山药性甘、平，归脾、肺、肾经。具有补脾养胃、生津益肺、补肾涩精的功效。临床上常用于治疗脾虚食少、久泻不止，肺虚咳喘、肾虚遗精、带下等。山药在临床上应用广泛，以山药为处方的制剂很多。据统计，处方中含有山药的中药制剂有 500 多种。剂型也有多种，常见的有丸剂、散剂、颗粒剂、片剂、胶囊剂、合剂等。这些制剂服用时的注意事项是：①按照用法用量服用，孕妇、小儿及年老体虚者应在医师指导下服用。②对本品过敏者禁用，过敏体质者慎用。③本品性状发生改变时禁止使用。④儿童必须在成人监护下使用。⑤请将本品放在儿童不能接触的地方。⑥如正在使用其他药品，使用本品前请咨询医师或药师。⑦按说明书要求服药一段时间后症状未改善或出现其他症状，应去医院就诊。下面分别介绍含有山药的常见剂型及中药制剂，以及除一般注意事项之外的用药注意事项。

一、丸剂

丸剂是指原料药物与适宜的辅料制成的球形或类球形固体制剂。中药丸剂包括蜜丸、水蜜丸、水丸、糊丸、蜡丸、浓缩丸和滴丸等，常见剂型有：①蜜丸：是由一种或多种药物粉末与经炼制过的蜂蜜混合而制成的球形口服固体制剂。蜜丸性柔软，作用缓和，常用于慢性疾病和需要滋补的患者。②水蜜丸：为药材细粉以水和蜂蜜按适当的比例混匀为黏合剂制成。水蜜丸的特点与蜜丸相似，但因减少了蜂蜜的用量，故水蜜丸含水量低，更易保存和服用。③水丸：是药材细粉以水或醋、药汁、黄酒等为黏合剂制成。水丸的特点是体积小，表面光滑，便于吞服，且不易吸潮。

❶ 六味地黄丸

【组成】熟地黄、酒萸肉、牡丹皮、山药、茯苓、泽泻。

【功效主治】滋阴补肾。用于肾阴亏损，头晕耳鸣，腰膝酸软，骨蒸潮热，盗汗遗精。

【使用注意】

（1）忌辛辣食物。

（2）不宜在服药期间服感冒药。

❷ 麦味地黄丸

【组成】麦冬、五味子、熟地黄、酒萸肉、牡丹皮、山药、茯苓、泽泻。

【功效主治】滋肾养肺。用于肺肾阴亏，潮热盗汗，咽干咳血，眩晕耳鸣，腰膝酸软，消渴。

【使用注意】

（1）忌油腻食物。

（2）感冒患者不宜服用。

❸ 桂附地黄丸

【组成】肉桂、附子（制）、熟地黄、酒萸肉、牡丹皮、山药、茯苓、泽泻。

【功效主治】温补肾阳。用于肾阳不足，腰膝酸冷，肢体浮肿，小便不利或反多，痰饮喘咳，消渴。

【使用注意】

（1）孕妇忌服。

（2）不宜和外感药同时服用。

（3）服本药时，不宜同时服用赤石脂或其制剂。

（4）本品中有肉桂属温热药，不适用于具有口干舌燥、烦躁气急、便干尿黄症状的糖尿病、慢性肾炎、高血压、心脏病患者。

（5）本品宜饭前服或进食同时服。

❹ 明目地黄丸（浓缩丸）

【组成】熟地黄、酒萸肉、牡丹皮、山药、茯苓、泽泻、枸杞子、菊花、当归、白芍、蒺藜、煅石决明。

【功效主治】滋肾，养肝，明目。用于肝肾阴虚，目涩畏光，视物模糊，迎风流泪。

【使用注意】

（1）儿童应用时，应先到医院检查眼部情况，如无其他眼病方可服用。

（2）如有迎风流泪，又有视力急剧下降，应去医院就诊。

❺ 杞菊地黄丸（浓缩丸）

【组成】枸杞子、菊花、熟地黄、酒萸肉、牡丹皮、山药、茯苓、泽泻。

【功效主治】滋肾养肝。用于肝肾阴亏，眩晕耳鸣、羞明畏光、迎风流泪、视物昏花。

【使用注意】

（1）儿童及青年患者应去医院就诊。

（2）脾胃虚寒，大便稀溏者慎用。

❻ 知柏地黄丸（浓缩丸）

【组成】知母、黄柏、熟地黄、山茱萸（制）、牡丹皮、山药、茯苓、泽泻。

【功效主治】滋阴降火。用于阴虚火旺，潮热盗汗，口干咽痛，耳鸣遗精，小便短赤。

【使用注意】

（1）孕妇慎服。

（2）虚寒性病证患者不适用，其表现为怕冷、手足凉、喜热饮。

（3）不宜和感冒类药物同时服用。

（4）本品宜空腹或饭前服用，用开水或淡盐水送服。

❼ 开胃健脾丸

【组成】白术、党参、茯苓、木香、黄连、六神曲（炒）、陈皮、砂仁、炒麦芽、山楂、山药、煨肉豆蔻、炙甘草。

【功效主治】健脾和胃。用于脾胃虚弱、中气不和所致的泄泻、痞满，症见食欲不振、嗳气吞酸、腹胀泄泻；消化不良见上述证候者。

【使用注意】

（1）忌食生冷、油腻、不易消化食物。

（2）不适用于口干、舌少津，或有手足心热、食欲不振、脘腹作胀、大便干的患者。

（3）小儿用法用量，请咨询医师或药师。

❽ 金匮肾气丸

【组成】地黄、山药、山茱萸（酒炙）、茯苓、牡丹皮、泽泻、桂枝、附子（炙）、牛膝（去头）、车前子（盐炙）。

【功效主治】温补肾阳，化气行水。用于肾虚水肿，腰膝酸软，小便不利，畏寒肢冷。

【使用注意】

（1）孕妇忌服。

（2）忌房欲、气恼。

（3）忌食生冷食物。

❾ 人参健脾丸

【组成】人参、白术（麸炒）、茯苓、山药、陈皮、木香、砂仁、炙黄芪、当归、酸枣仁（炒）、远志（制）。

【功效主治】健脾益气，和胃止泻。用于脾胃虚弱所致的饮食不化、脘闷嘈杂、恶心呕吐、腹痛便溏、不思饮食、体弱倦怠。

【使用注意】

（1）忌不易消化食物。

（2）感冒发热患者不宜服用。

（3）高血压、心脏病、肝病、糖尿病、肾病等慢性病严重者应在医师指导下服用。

（4）儿童、孕妇、哺乳期妇女应在医师指导下服用。

❿ 启脾丸

【组成】人参、麸炒白术、茯苓、甘草、陈皮、山药、莲子（炒）、炒山楂、六神曲（炒）、炒麦芽、泽泻。

【功效主治】健脾和胃。用于脾胃虚弱，消化不良，腹胀便溏。

【使用注意】

（1）忌生冷油腻及不易消化食物。

（2）婴幼儿应在医师指导下服用。

（3）感冒时不宜服用。

（4）长期厌食、体弱消瘦者，及腹胀重、腹泻次数增多者应去医院就诊。

⓫ 小儿参术健脾丸

【组成】党参、白术（土炒）、甘草（蜜炙）、芡实（麸炒）、白扁豆（土炒）、山药（麸炒）、莲子肉（土炒）、陈皮、山楂（清炒）、六神曲（麸炒）、麦芽（清炒）、茯苓、薏苡仁（土炒）。

【功效主治】开胃，健脾，止泻。用于小儿脾胃虚弱，消化不良，面黄肌瘦，精神不振。

【使用注意】

（1）本品不可整丸吞服；可分份服用或嚼服。

（2）服药期间忌食寒凉及不易消化食品。

（3）服药期间伴有腹痛、发热、呕吐者应及时上医院就诊。

⓬ 小儿香橘丸

【组成】木香、陈皮、苍术（米泔炒）、白术（麸炒）、茯苓、甘草、白扁豆（去皮）、麸炒山药、莲子、麸炒薏苡仁、炒山楂、炒麦芽、麸炒六神曲、姜厚朴、麸炒枳实、醋香附、砂仁、法半夏、泽泻。

【功效主治】健脾和胃，消食止泻。用于脾虚食滞所致的呕吐便泻、脾胃不和、身热腹胀、面黄肌瘦、不思饮食。

【使用注意】服用前应除去蜡皮、塑料球壳。本品可嚼服，也可分份吞服。

⓭ 健脾润肺丸

【组成】山药、地黄、天冬、麦冬、黄精、制何首乌、黄芪、茯苓、白术、川贝母、北沙参、党参、山茱萸、五味子、丹参、鸡内金、山楂、阿胶、瓜蒌、白及、当归、白芍、甘草、百合、知母、柴胡、黄芩、陈皮。

【功效主治】滋阴润肺，止咳化痰，健脾开胃。用于痨瘵，肺阴亏耗，潮热盗汗，咳嗽咯血，食欲减退，气短无力，肌肉瘦削等肺痨诸症。并可辅助治疗抗痨药物引起的肝功损害。

【使用注意】遵医嘱。

⓮ 养心宁神丸

【组成】党参、酸枣仁（炒）、茯苓（炒）、远志（制）、白术（炒）、莲子（炒）、山药（炒）、丹参、大枣、龙眼肉、石菖蒲、陈皮。

【功效主治】养心益脾，镇静安神。用于神经衰弱，心悸失眠，耳鸣目眩。

【使用注意】本品宜餐后服。

⓯ 人参固本丸

【组成】人参、地黄、熟地黄、山茱萸（酒炙）、山药、泽泻、牡丹皮、茯苓、麦冬、天冬。

【功效主治】滋阴益气，固本培元。用于阴虚气弱，虚劳，咳嗽。心悸气短，骨蒸潮热，腰酸耳鸣，遗精盗汗，大便干燥。

【使用注意】过敏体质者慎用

⑯ 补益资生丸

【组成】人参、白术（麸炒）、茯苓、甘草、白扁豆（去皮）、山药、南山楂（炒）、六神曲（麸炒）、麦芽（炒）、莲子、薏苡仁（麸炒）、芡实（麸炒）、泽泻、豆蔻、化橘红、广藿香、桔梗、黄连。

【功效主治】滋阴补气，调养脾胃。用于脾胃虚弱引起的胸闷作呕，食欲不振，精神倦怠，大便溏泄。

【使用注意】

（1）忌食生冷油腻及不易消化食物。

（2）不适用于肠结核腹泻，主要表现为午后低热、盗汗、晨时腹泻。

（3）不适用于急性肠炎腹泻，主要表现为腹痛、水样大便频繁，或发热。

（4）哺乳期妇女慎用。

（5）服本品时不宜同时服含有藜芦、五灵脂、皂荚或其制剂，不宜喝茶和吃萝卜，以免影响药效。

（6）小儿用法用量，请咨询医师或药师。

（7）服用前应除去蜡皮、塑料球壳。本品可嚼服，也可分份吞服。

⑰ 参麦地黄丸

【组成】北沙参、熟地黄、麦冬、牡丹皮、山药、山茱萸（蒸）、茯苓、泽泻。

【功效主治】养阴润肺。用于肺肾两虚，咳嗽气喘，咽干口燥。

【使用注意】

（1）忌油腻食物。

（2）凡脾胃虚弱，呕吐泄泻，腹胀便溏、咳嗽痰多者慎服。

（3）感冒患者不宜服用。

（4）高血压、糖尿病患者应在医师指导下服用。

（5）本品宜饭前服用。

⑱ 右归丸

【组成】熟地黄、炮附片、肉桂、山药、酒萸肉、菟丝子、鹿角胶、枸杞子、当归、盐杜仲。

【功效主治】温补肾阳，填精止遗。用于肾阳不足，命门火衰，腰膝酸冷，精神不振，怯寒畏冷，阳痿遗精，大便溏薄，尿频而清。

【使用注意】遵医嘱。

⑲ 下消丸

【组成】莲子、山药（麸炒）、制何首乌、地骨皮、龙骨（煅）、金樱子、远志（甘草制）、茯苓、芡实、莲须、菟丝子、酸枣仁、诃子（煨）、泽泻（炒）。

【功效主治】固肾，涩精，化浊。用于遗精，精浊，遗尿，尿频。

【使用注意】遵医嘱。

⑳ 胃疡宁丸

【组成】白术（制）、乌药、山药（炒）、白及、青皮、高良姜、赤芍、仙鹤草、甘草、珍珠层粉、香附、五指毛桃。

【功效主治】温中散寒，理气止痛，制酸止血。用于胃脘胀痛或刺痛，呕吐泛酸，胃及十二指肠溃疡属于寒凝气滞血瘀者。

【使用注意】遵医嘱。

㉑ 耳聋左慈丸

【组成】磁石（煅）、熟地黄、山茱萸（制）、牡丹皮、山药、茯苓、泽泻、竹叶柴胡。

【功效主治】滋肾平肝。用于肝肾阴虚，耳鸣耳聋，头晕目眩。

【使用注意】

（1）忌烟酒、辛辣刺激性食物。

（2）感冒时不宜服用。

（3）有高血压、心脏病、肝病、糖尿病、肾病等慢性病严重者应在医师指导下服用。

（4）本品只用于肝肾阴虚证之听力逐渐减退，耳鸣如蝉声者，凡属外耳、中耳病变而出现的耳鸣，如外耳道异物等，应去医院就诊。

（5）突发耳鸣耳聋者应去医院就诊。

㉒ 无比山药丸

【组成】山药、熟地黄、杜仲（姜汁炒）、肉苁蓉、山茱萸（蒸）、茯苓、菟丝子、巴戟天、泽泻、牛膝、五味子（蒸）、赤石脂（煅）。

【功效主治】健脾补肾。用于脾肾两虚，食少肌瘦，腰膝酸软，目眩耳鸣。

【使用注意】

（1）忌油腻食物。

（2）外感或实热内盛者不宜服用。

（3）孕妇慎用。

（4）本品宜饭前服用。

㉓ 山药丸

【组成】山药、杜仲（炒炭）、牛膝、甘草、木香、乳香（醋炙）、没药（醋炙）、千年健、自然铜（煅醋淬）、羌活、地枫皮、红花、防风、续断、柴胡、狗脊（沙烫）、麻黄、马钱子粉。

【功效主治】祛风通络，强筋壮骨。用于痹证，筋骨痿软，关节不利，跌打损伤，瘀血作痛。

【使用注意】

（1）本品含剧毒药，应按量服用。不能多服。孕妇忌服，久病体虚者勿服。

（2）运动员慎用。

㉔ 缩泉丸

【组成】山药、益智仁（盐炒）、乌药。

【功效主治】补肾缩尿。用于肾虚所致的小便频数、夜间遗尿。

【使用注意】

（1）忌辛辣、生冷、油腻食物。

（2）感冒发热患者不宜服用。

（3）本品宜饭前服用。

（4）有高血压、心脏病、肝病、糖尿病、肾病等慢性病患者应在医师指导下服用。

（5）儿童、孕妇应在医师指导下服用。

二、散剂

散剂是指一种或多种药物与适宜的辅料经粉碎、过筛、均匀混合而制成的干燥粉末状制剂。根据用药方法可分为内服散、外用散和眼用散等。散剂具有粒径小、比表面积大、容易分散、起效快的特点。外用散剂覆盖面积大，可同时发挥保护和收敛作用。散剂制备工艺简单，剂量易于控制，特别适用于婴幼儿服用。但散剂吸湿性较强，贮存时应避免受潮。

❶ 参苓白术散

【组成】人参、茯苓、白术（炒）、山药、白扁豆

（炒）、莲子、薏苡仁（炒）、砂仁、桔梗、甘草。

【功效主治】补脾胃，益肺气。用于脾胃虚弱，食少便溏，气短咳嗽，肢倦乏力。

【使用注意】

（1）忌不易消化食物。

（2）感冒发热患者不宜服用。

（3）有高血压、心脏病、肝病、糖尿病、肾病等慢性病严重者应在医师指导下服用。

❷ 婴儿健脾散

【组成】白扁豆（炒）、山药（炒）、鸡内金（炒）、白术（炒）、川贝母、木香（炒）、碳酸氢钠、人工牛黄。

【功效主治】健脾、消食、止泻。用于消化不良，乳食不进，腹胀，大便次数增多。

【使用注意】

（1）忌食生冷、辛辣食物。

（2）本品适用于大便次数增多，粪质稀气臭，含有未消化之物，乳食少进的患儿。

（3）服用本品时可用温开水调成羹状后服用，也可用奶共服。

❸ 肥儿散

【组成】白术（麸炒）、山药、茯苓、炙甘草、鸡内金（醋炙）、南山楂。

【功效主治】健脾，消食，化积。用于脾胃不和引起的脾虚泄泻，消化不良，面黄肌瘦，疳积腹胀。

【使用注意】不宜食用生冷、不易消化食物。

❹ 健儿散

【组成】山药、川明参、薏苡仁（炒）、麦芽、稻芽（炒）、鸡（鸭）内金（炒）。

【功效主治】调理脾胃，促进食欲。用于厌食，消瘦，消化不良。

【使用注意】患儿平时应少吃巧克力、带颜色的饮料和油腻厚味等不易消化的食品。

❺ 温脾固肠散

【组成】白术（土炒）、车前子、肉豆蔻（煨）、诃子肉、白扁豆（土炒）、莲子肉（麸炒）、薏苡仁（麸炒）、山药（麸炒）、甘草（蜜炙）、木香、罂粟壳、党参。

【功效主治】健脾止泻。用于脾虚久泻，便溏腹胀，腹痛肠鸣。

【使用注意】霍乱吐泻及痢疾性下泻勿服。

三、颗粒剂

颗粒剂是将药物与适宜的辅料混合制成具有一定粒度的干燥的颗粒状制剂。既可直接吞服，又可冲入水中饮服。根据颗粒在水中的溶解情况可分为可溶性颗粒、混悬性颗粒剂及泡腾性颗粒剂。颗粒剂与散剂相比，其飞散性、附着性、团聚性、吸湿性均较小。近年来出现的中药配方颗粒是由单味中药饮片经提取浓缩后与适宜的辅料加工制成的供中医临床配方用的颗粒，一般与其他中药配伍使用，不单独服用。

❶ 乌丹降脂颗粒

【组成】何首乌、泽泻、山药、丹参、黄芪、麦冬、山楂、茶叶。

【功效主治】益气活血。用于气虚血瘀所致的高脂血症，证见头晕耳鸣，胸闷肢麻，口干舌暗等。

【使用注意】本品为混悬型颗粒，请摇匀服用。

❷ 止泻灵颗粒

【组成】党参、白术（炒）、陈皮、白扁豆（炒）、甘草、薏苡仁（炒）、山药、莲子、泽泻、茯苓。

【功效主治】补脾益气，渗湿止泻。用于脾胃虚弱所致的大便溏泄，饮食减少，食后腹胀，倦怠懒言以及慢性肠炎见上述证候者。

【使用注意】

（1）本品为混悬性颗粒剂，服用时，一定搅匀后连下面药粉一起服用、服净，以免影响疗效。

（2）服药期间忌食生冷、辛辣油腻之物。

（3）糖尿病患者慎用。

（4）有慢性结肠炎、溃疡性结肠炎便脓血等慢性病史者，患泄泻后应在医师指导下使用。

❸ 肾炎平颗粒

【组成】金樱子、菟丝子、山药、墨旱莲、女贞子、莲须、黄芪、党参、白术、茯苓、紫苏叶、蝉蜕、益母草。

【功效主治】疏风活血，补气健脾，补肾益精。适用于脾虚湿困及脾肾两虚之轻度浮肿，倦怠乏力，头晕耳鸣，纳呆食少，腰膝疲软，夜尿增多等症。

【使用注意】感冒发热、咽喉肿痛者忌服。

❹ 养胃舒颗粒

【组成】党参、陈皮、黄精（蒸）、山药、玄参、乌梅、山楂（炒）、北沙参、干姜、菟丝子、白术（炒）。

【功效主治】滋阴养胃。用于慢性胃炎，胃脘灼热，隐隐作痛。

【使用注意】

（1）孕妇慎用。

（2）湿热胃痛证及重度胃痛患者应在医师指导下服用。

（3）糖尿病患者应在医师指导下服用。

❺ 参麦颗粒

【组成】红参、南沙参、麦冬、黄精、山药、枸杞子。

【功效主治】养阴生津。用于面黄肌瘦，津少口渴，腰膝酸软，食欲不振，头晕眼花，心悸气短，神经衰弱。

【使用注意】

（1）忌油腻食物。

（2）凡脾胃虚弱，呕吐泄泻，腹胀便溏、咳嗽痰多者慎服。

（3）感冒患者不宜服用。

（4）服本药时不宜同时服用藜芦、五灵脂、皂荚或其制剂；不宜喝茶和吃萝卜，以免影响药效。

（5）高血压、糖尿病患者应在医师指导下服用。

（6）本品宜饭前服用。

❻ 安康颗粒

【组成】红参、银耳、当归、山药、猪脊髓、鹿茸、山楂。

【功效主治】安和五脏，健脑安神。用于头目眩晕，耳鸣，四肢乏力疲软，食欲不振，睡眠不深，多梦。

【使用注意】遵医嘱。

❼ 参苓健脾胃颗粒

【组成】北沙参、山药（炒）、薏苡仁（炒）、茯苓、砂仁（盐炙）、扁豆（炒）、甘草、陈皮、白术、莲子。

【功效主治】补脾健胃，利湿止泻。用于脾胃虚弱，饮食不消，或泻或吐，形瘦色萎，神疲乏力。

【使用注意】

（1）孕妇禁用；糖尿病患者禁服。

（2）忌辛辣、生冷、油腻食物。

（3）感冒发热患者不宜服用。

（4）本品宜饭前服用。

（5）高血压、心脏病、肝病、肾病等慢性病患者应在医师指导下服用。

❽ 保儿宁颗粒

【组成】黄芪（炙）、白术（炒）、防风、山药（炒）、茯苓、鸡内金、芦根。

【功效主治】益气固表，健中醒脾。用于脾肺气虚所致的神倦纳呆，面黄肌瘦，烦躁不宁，表虚自汗，容易感冒。

【使用注意】对上呼吸道容易反复感染的患儿，可较长期的服用本药，可以提高体质，增强防御外邪侵袭机体的能力。

❾ 参芪消渴颗粒

【组成】人参、黄芪、白术、山药、玉竹、熟地黄、麦冬、牛膝、茯苓、泽泻、五味子、牛蒡子、僵蚕。

【功效主治】益气养阴。用于消渴证的口渴、多饮、多尿，精神不振，头昏（2型糖尿病）。

【使用注意】遵医嘱。

❿ 益视颗粒

【组成】党参、当归、五味子（蒸）、山药、制何首乌、金樱子、覆盆子、木香、厚朴（姜制）、白术（焦）、山楂（焦）、石楠叶、菟丝子、六神曲（焦）。

【功效主治】滋肾养肝，健脾益气，调节视力。用于肝肾不足、气血亏虚引起的青少年假性近视及视力疲劳者。

【使用注意】

（1）糖尿病患者禁服。

（2）忌烟、酒、辛辣刺激性食物。平时注意眼部卫生，加强眼部锻炼。

（3）孕妇慎用。感冒时不宜服用。

（4）平时有眼胀、头痛、虹视或青光眼等症状的患者慎用。

（5）眼部如有炎症或眼底病者应去医院就诊。

（6）本品宜饭前服用。

（7）用药后如视力下降明显应到医院就诊。

⓫ 温胃舒颗粒

【组成】党参、附子（制）、黄芪（炙）、肉桂、山药、肉苁蓉（制）、白术（炒）、山楂（炒）、乌梅、砂仁、陈皮、补骨脂。

【功效主治】温胃止痛。用于慢性胃炎，胃脘凉痛，饮食生冷，受寒痛甚。

【使用注意】

（1）胃大出血时忌用。孕妇忌用。

（2）胃脘灼热痛证、重度胃痛应在医师指导下服用。

（3）糖尿病患者应在医师指导下服用。

⑫ 健脾生血颗粒

【组成】党参、茯苓、炒白术、甘草、黄芪、山药、炒鸡内金、醋龟甲、山麦冬、醋南五味子、龙骨、煅牡蛎、大枣、硫酸亚铁。

【功效主治】健脾和胃，养血安神。用于小儿脾胃虚弱及心脾两虚型缺铁性贫血；成人气血两虚型缺铁性贫血。症见面色萎黄或无华，食少纳呆，腹胀脘闷，大便不调，烦躁多汗，倦怠乏力。

【使用注意】

（1）非缺铁性贫血（如地中海贫血）患者禁用。

（2）忌茶，忌油腻食物。

（3）感冒患者不宜服用。

（4）勿与含鞣酸类药物合用。

（5）本品含硫酸亚铁，下列情况慎用：酒精中毒、肝炎、急性感染、肠道炎症、胰腺炎、胃与十二指肠溃疡、溃疡性肠炎。

（6）本品宜饭后服用。

（7）糖尿病患者及有高血压、心脏病、肝病、肾病等慢性病严重者应在医师指导下服用。

⑬ 参芪降糖颗粒

【组成】人参（茎叶）皂苷、五味子、黄芪、山药、地黄、覆盆子、麦冬、茯苓、天花粉、泽泻、枸杞子。

【功效主治】益气养阴，滋脾补肾。主治消渴证，用于 2 型糖尿病。

【使用注意】有实热证者禁用，待实热证退后可以用。

⑭ 小儿宣肺止咳颗粒

【组成】麻黄、竹叶、防风、西南黄芩、桔梗、芥子、苦杏仁、葶苈子、马兰、黄芪、山药、山楂、甘草。

【功效主治】宣肺解表，清热化痰。用于小儿外感咳嗽，痰热壅肺所致的咳嗽痰多、痰黄黏稠、咳痰不爽。

【使用注意】

（1）忌食辛辣、生冷、油腻食物。

（2）按照用法用量服用，服药 3 天症状无改善或服药期间症状加重者，应及时就医。

（3）运动员慎用。

⑮ 复方乌鸡颗粒

【组成】乌鸡、炙黄芪、山药、党参、白术、川芎、茯苓、当归、熟地黄、白芍（酒炒）、牡丹皮、五味子（酒制）。

【功效主治】补气血，益肝肾。主治妇女病：气血两虚或肝肾两虚的月经量少、后错，脾虚或肾虚带下。症见：面色㿠白、五心烦热、腰酸膝软。

【使用注意】

（1）孕妇禁用。

（2）忌食辛辣、生冷食物。

（3）感冒时不宜服用。患有糖尿病或其他疾病者，应在医师指导下服用。

（4）经行有块，伴腹痛拒按或胸胁胀痛者，不宜选用。

（5）平素月经正常，突然出现月经过少，或经期错后，或阴道不规则出血，或带下伴阴痒，或赤带者，应去医院就诊。

⑯ 儿宝颗粒

【组成】太子参、北沙参、茯苓、山药、炒山楂、炒麦芽、陈皮、炒白芍、炒白扁豆、麦冬、葛根（煨）。

【功效主治】健脾益气，生津开胃。用于脾气虚弱，胃阴不足所致的纳呆厌食、口干燥渴、大便久泻、面黄体弱、精神不振、盗汗。

【使用注意】

（1）久泻的患儿应及时到医院咨询医师，明确久泻的原因。

（2）味过甜也可冲淡而服。

⑰ 养胃颗粒

【组成】炙黄芪、党参、陈皮、香附、白芍、山药、乌梅、甘草。

【功效主治】养胃健脾，理气和中。用于脾虚气滞所致的胃痛，症见胃脘不舒，胀满疼痛，嗳气食少；慢性萎缩性胃炎见上述证候者。

【使用注意】

（1）忌生冷、油腻、不易消化及刺激性食物，戒烟酒。

（2）重度胃痛应在医师指导下服用。

（3）本品一般以 3 个月为一疗程。

⓳ 儿脾醒颗粒

【组成】山楂、麦芽、鸡内金、山药、薏苡仁、白扁豆、陈皮、茯苓。

【功效主治】健脾和胃，消食化积。用于脾虚食滞引起的小儿厌食，大便稀溏，消瘦体弱。

【使用注意】

（1）忌食生冷油腻及不消化食物。

（2）婴儿应在医师指导下服用。

（3）感冒时不宜服用。

（4）长期厌食，体弱消瘦者，及腹胀者、腹泻次数增多者，应去医院就诊。

⓴ 健宝灵颗粒

【组成】银耳、山药、茯苓、山楂清膏、赖氨酸。

【功效主治】健脾益胃，促进生长，增强抵抗力。用于食欲不振，发育不良，病后体弱。

【使用注意】遵医嘱。

㉑ 肾康宁颗粒

【组成】黄芪、丹参、茯苓、泽泻、益母草、淡附片、锁阳、山药。

【功效主治】温肾，益气，活血，渗湿。用于慢性肾炎，肾气亏损，肾功能不全所引起的腰酸、疲乏、畏寒及夜尿增多。

【使用注意】遵医嘱。

㉑ 童康颗粒

【组成】黄芪、白术、山药、牡蛎、防风、陈皮。

【功效主治】补肺固表，健脾益胃，提高机体免疫功能。用于体虚多汗，易患感冒，倦怠乏力，食欲不振。

【使用注意】

（1）忌油腻食物。

（2）本品宜饭前服用。

㉒ 小儿厌食颗粒

【组成】人参、山药、白术（焦）、山楂（焦）、槟榔、干姜、胡黄连、砂仁。

【功效主治】健脾和胃，理气消食。适用于小儿脾虚厌食、乳食停滞、面色少华、脘腹时痛等症。

【使用注意】忌食生冷、辛辣食物。

㉓ 肥儿宝颗粒

【组成】稻芽（炒）、广山楂、甘草、鸡内金、夜明砂、叶下珠、山药（炒）、茯苓、海螵蛸、党参、莲子、使君子。

【功效主治】利湿消积，驱虫助食，健脾益气。用于治疗小儿疳积，暑热腹泻，纳呆自汗，烦躁失眠。

【使用注意】

（1）糖尿病患儿禁服。

（2）忌食生冷、油腻及不易消化食品。

（3）婴儿应在医师指导下服用。

（4）感冒时不宜服用。

（5）长期厌食，体弱消瘦者，应去医院就诊。

（6）患儿如自汗多、夜寐易惊、睡少等应注意是否为佝偻病，以免延误治疗。

㉔ 消食健儿颗粒

【组成】南沙参、山药、白术、九香虫、谷芽、麦芽。

【功效主治】健脾消食。用于小儿慢性腹泻，食欲不振及营养不良等症。

【使用注意】遵医嘱。

㉕ 玉液消渴颗粒

【组成】黄芪、葛根、山药、知母、天花粉、鸡内金、五味子、太子参。

【功效主治】益气滋阴。用于糖尿病消渴乏力，口渴多饮，多尿。

【使用注意】遵医嘱。

㉖ 孕康颗粒

【组成】山药、续断、黄芪、当归、狗脊（去毛）、菟丝子、桑寄生、盐杜仲、补骨脂、党参、茯苓、炒白术、阿胶、地黄、山茱萸、枸杞子、乌梅、白芍、砂仁、益智、苎麻根、黄芩、艾叶。

【功效主治】健脾固肾，养血安胎。用于肾虚型和气血虚弱型先兆流产和习惯性流产。

【使用注意】

（1）服药期间，忌食辛辣刺激性食物，避免剧烈运动以及重体力劳动。

（2）凡难免流产、异位妊娠、葡萄胎等非本品适用范围。

四、片剂

片剂是指原料药物或与适宜的辅料均匀混合后压制成的圆形或异形（如椭圆形、三角形、菱形等）的片状固体制剂。片剂可以制成分散片、控释片、肠溶片、咀嚼片等，以满足不同临床医疗的需求。

片剂的优点：剂量准确，含量均匀，稳定性好，携带、运输、储存均较方便。

不足之处：幼儿及昏迷或吞咽困难的患者不宜服用。

❶ 济生肾气片

【组成】牛膝、附子、熟地黄、山茱萸、盐泽泻、茯苓、盐车前子、肉桂、牡丹皮、山药。

【功效主治】温肾化气，利水消肿。用于肾虚水肿，腰膝酸重，小便不利，痰饮喘咳。

【使用注意】遵医嘱。

❷ 佳蓉片

【组成】熟地黄、倒卵叶五加、菟丝子（制）、肉苁蓉（制）、枸杞子、女贞子（制）、附子（制）、山药、茯苓、泽泻、牡丹皮、肉桂。

【功效主治】滋阴扶阳，补肾益精。用于更年期综合征肾阴阳两虚证，症见烘热汗出，畏寒怕冷，腰膝酸软。

【使用注意】本品含乌头碱，应严格在医生指导下按规定量服用。不得任意增加服用量和服用时间。服药后如果出现唇舌发麻、头痛头晕、腹痛腹泻、心烦欲呕、呼吸困难等情况，应立即停药并到医院就治。孕妇及哺乳期妇女禁服。严重心脏病、高血压、肝肾疾病忌服。

❸ 人参健脾片

【组成】人参、白术（麸炒）、甘草、山药、莲子、白扁豆、木香、草豆蔻、陈皮、青皮（醋炙）、六神曲（麸炒）、谷芽（炒）、山楂（炒）、芡实（麸炒）、薏苡仁（麸炒）、当归、枳壳（麸炒）。

【功效主治】补气健脾，开胃消食。用于脾虚湿困所致的食少便溏，或吐或泻，脘腹胀满，四肢乏力，面色萎黄。

【使用注意】

（1）忌油腻食物。

（2）感冒患者不宜服用。

（3）按照用法用量服用，小儿、孕妇、高血压、糖尿病患者应在医师指导下服用。

❹ 甲亢灵片

【组成】墨旱莲、丹参、夏枯草、山药、龙骨（煅）、牡蛎（煅）。

【功效主治】平肝潜阳，软坚散结。用于具有心悸、汗多、烦躁易怒、咽干、脉数等症状的甲状腺功能亢进症。

【使用注意】腹胀食少者慎用。

❺ 健脾康儿片

【组成】人参、白术（麸炒）、茯苓、甘草、使君子肉（炒）、鸡内金（醋炙）、山楂（炒）、山药（炒）、陈皮、黄连、木香。

【功效主治】健脾养胃，消食止泻。用于脾虚胃肠不和，饮食不节引起的腹胀便溏、面黄肌瘦、食少倦怠、小便短少。

【使用注意】

（1）忌食生冷、油腻、辛辣的食物。

（2）不宜吃萝卜和喝茶，不宜与含藜芦、五灵脂、皂荚或其制剂同服。

（3）若饮食不洁引起的食物中毒，泄泻呕吐且伴有小便短少者，应及时去医院明确诊断与治疗。

（4）小儿应研细兑服。

❻ 小儿止泻片

【组成】山药（炒）、罂粟壳、白术（炒）、车前子（盐炒）、枣树皮、白矾。

【功效主治】健脾利水，涩肠止泻。用于脾胃虚弱，腹泻，腹痛。

【使用注意】

（1）实热痢疾初起禁用。

（2）腹胀者慎用。

❼ 消渴降糖片

【组成】蔗鸡、黄精（制）、甜叶菊、桑椹、山药、天花粉、红参。

【功效主治】清热生津，益气养阴。用于糖尿病。

【使用注意】遵医嘱。

❽ 妇科白带片

【组成】白术（炒）、苍术、陈皮、荆芥、党参、甘草、柴胡、山药、车前子（炒）、白芍（炒）。

【功效主治】健脾疏肝，除湿止带。用于脾虚湿盛，白带量多，腰腿酸痛。

【使用注意】

（1）忌食生冷，少进油腻。

（2）白带量多气臭或伴有其他疾病者，应在医师指导下服用。

（3）老人、少女、孕妇，或长期服药、超剂量服药，均应在医师指导下。

❾ 小儿胃宝片

【组成】山楂（炒）、山药（炒）、麦芽（炒）、六神曲（炒）、鸡蛋壳（焙）。

【功效主治】消食化积，健脾养胃。用于伤食伤乳，呕吐泄泻，脾虚胃弱，消化不良。

【使用注意】

（1）忌食生冷、辛辣食物。

（2）便秘者慎用。

（3）节制饮食，不要偏食。

（4）按照用法用量服用，3岁以上儿童每次5～6片，一日3次。

❿ 血复生片

【组成】黄芪（炙）、当归、白芍、熟地黄、川芎、女贞子、墨旱莲、茯苓、山药、天花粉、牡丹皮、泽泻、川牛膝、甘草、大黄（酒炙）、猪脾粉。

【功效主治】益气养血，滋阴凉血，化瘀解毒。用于气血两虚、阴虚津亏、自汗盗汗、烦躁失眠，出血性紫癜等恶性贫血，癌症放、化疗后的血象异常；尤其是对白细胞减少症有明显的升高或调整血象作用。

【使用注意】遵医嘱。

⓫ 更年舒片

【组成】熟地黄、龟甲（炒）、鹿角霜、阿胶、淫羊藿、五味子、当归、益母草（四制）、牡丹皮、艾叶（四制）、茯苓、泽泻、山药、砂仁、谷维素、维生素 B6。

【功效主治】滋补肝肾，养阴补血，化瘀调经，调气温肾，营养神经，调节代谢功能。适用于绝经前后引起的月经不调，头昏，心悸，失眠。

【使用注意】

（1）忌食辛辣，少进油腻。

（2）月经过多或淋漓不净者应去医院诊治。

（3）心悸症状明显者，应去医院诊治。

（4）感冒时不宜服用本药。

⓬ 生发片

【组成】何首乌、地黄、墨旱莲、桑椹子、黑豆、女贞子、山药、牡丹皮、麦冬、黑枣、茯苓、泽泻。

【功效主治】滋补肝肾，益气养血，生发乌发。用于肝肾不足、气血亏虚所致的头发早白、脱落。

【使用注意】

（1）孕妇禁用。

（2）脾肾阳虚和脾胃虚寒、大便稀溏者禁服。

（3）忌辛辣、生冷、油腻食物。

（4）感冒发热患者不宜服用。

（5）本品宜饭前服用。

（6）高血压、心脏病、肝病、糖尿病、肾病等慢性病患者应在医师指导下服用。

⓭ 参芪降糖片

【组成】人参茎叶皂苷、五味子、黄芪、山药、地黄、覆盆子、麦冬、茯苓、天花粉、泽泻、枸杞子。

【功效主治】益气养阴，滋脾补肾。主治消渴证，用于2型糖尿病。

【使用注意】有实热证者禁用，待实热证退后可服用。

⓮ 益中生血片

【组成】党参、山药、薏苡仁（炒）、陈皮、法半夏、草豆蔻、大枣、绿矾、甘草。

【功效主治】健脾和胃，益气生血。用于脾胃虚弱，气血两虚所致的面色萎黄、头晕、纳差、心悸气短、食后腹胀、神疲倦怠、失眠健忘；缺铁性贫血见上述证候者。

【使用注意】

（1）禁止与茶及含鞣质的药物合用。

（2）忌烟、酒及辛辣、生冷、油腻食物。

（3）孕妇慎用。

（4）溃疡病、消化道出血性疾病患者遵医嘱用药。

（5）不宜和感冒类药同时服用。

（6）高血压、糖尿病患者应在医师指导下服用。

⓯ 妇良片

【组成】当归、熟地黄、续断、白芍、山药、白术、地榆炭、白芷、煅牡蛎、海螵蛸、阿胶珠、血余炭。

【功效主治】补血健脾，固经止带。用于血虚脾弱所致月经不调、带下病，症见月经过多、持续不断、崩漏色淡、经后少腹隐痛、头晕目眩、面色无华，或带多清稀。

【使用注意】带下腥臭、色红暴崩、紫色成块及经前、经期腹痛患者慎服。

⓰ 补肾益脑片

【组成】鹿茸（去毛）、红参、茯苓、山药（炒）、熟地黄、当归、川芎、盐补骨脂、牛膝、枸杞子、玄参、麦冬、五味子、炒酸枣仁、远志（蜜炙）、朱砂。

【功效主治】补肾生精，益气养血。用于肾虚精亏、气血两虚所致心悸、气短、失眠、健忘、遗精、盗汗、腰腿酸软、耳鸣耳聋。

【使用注意】感冒发热者忌用。

⓱ 肾康宁片

【组成】黄芪、丹参、茯苓、泽泻、益母草、淡附片、锁阳、山药。

【功效主治】补脾温肾，渗湿活血。用于脾肾阳虚、血瘀湿阻所致的水肿，症见浮肿、乏力、腰膝冷痛；慢性肾炎见上述证候者。

【使用注意】遵医嘱。

⑱ 健胃消食片

【组成】太子参、陈皮、山药、炒麦芽、山楂。

【功效主治】健胃消食。用于脾胃虚弱所致的食积，症见不思饮食、嗳腐酸臭、脘腹胀满；消化不良见上述证候者。

【使用注意】

（1）饮食宜清淡，忌酒及辛辣、生冷、油腻食物。

（2）高血压、心脏病、肝病、糖尿病、肾病等慢性病严重者应在医师指导下服用。

（3）儿童、孕妇、哺乳期妇女、年老体弱者应在医师指导下服用。

⑲ 保胎灵片

【组成】熟地黄、牡蛎（煅）、五味子、阿胶、槲寄生、巴戟天（去心）、白术（炒）、山药、白芍、龙骨（煅）、续断、枸杞子、杜仲（炭）、菟丝子（饼）。

【功效主治】补肾，固冲，安胎。用于先兆流产，习惯性流产及因流产引起的不孕症。

【使用注意】遵医嘱。

⑳ 惠血生片

【组成】党参、当归、冬虫夏草精、山药、大枣、白术、龙眼肉、黄芪、三七、甘草、龙血竭、砂仁。

【功效主治】补益气血，化瘀生新。用于气血两虚，瘀血阻滞所致的贫血。

【使用注意】

（1）孕妇禁用。

（2）忌辛辣、生冷、油腻食物。

（3）感冒发热患者不宜服用。

（4）本品宜饭前服用。

（5）高血压、心脏病、肝病、糖尿病、肾病等慢性病患者应在医师指导服用。

㉑妇科止血灵片

【组成】熟地黄、五味子、杜仲（炭）、续断、白芍、山药、牡蛎（煅）、海螵蛸、地榆（炒）、蒲黄（炭）、槲寄生。

【功效主治】补肾敛阴，固冲止血。用于妇女功能性子宫出血。

【使用注意】遵医嘱。

㉒安康片

【组成】红参、银耳、当归、山药、猪脊髓、鹿茸、山楂。

【功效主治】安和五脏，健脑安神。用于头目眩晕，耳鸣，四肢乏力疲软，食欲不振，睡眠不深，多梦。

【使用注意】遵医嘱。

㉓肠舒止泻片

【组成】鸡矢藤、砂仁、人参、山药、麸炒苍术、黄柏、黄连、炒木香、炒小茴香、肉豆蔻、诃子肉、甘草、炒山楂。

【功效主治】益气健脾，清热化湿。用于脾虚湿热所致的急慢性肠炎。

【使用注意】

（1）饮食宜清淡，忌辛辣、生冷、油腻食物。

（2）不宜在服药期间同时服用滋补性中药。

㉔ 肾炎康复片

【组成】西洋参、人参、地黄、盐杜仲、山药、白花蛇舌草、黑豆、土茯苓、益母草、丹参、泽泻、白茅根、桔梗。

【功效主治】益气养阴，补肾健脾，清解余毒。用于气阴两虚，脾肾不足，水湿内停所致的水肿，症见神疲乏力，腰膝酸软，面目、四肢浮肿，头晕耳鸣；慢性肾炎、蛋白尿、血尿见上述证候者。

【使用注意】

（1）孕妇禁服。

（2）急性肾炎水肿不宜服用。

㉕ 固本益肠片

【组成】党参、炒白术、补骨脂、麸炒山药、黄芪、炮姜、酒当归、炒白芍、醋延胡索、煨木香、地榆炭、煅赤石脂、儿茶、炙甘草。

【功效主治】健脾温肾、涩肠止泻。用于脾肾阳虚所致的泄泻，症见腹痛绵绵、大便清稀或有黏液及黏液血便、食少腹胀、腰酸乏力、形寒肢冷，舌淡苔白、脉虚；慢性肠炎见上述证候者。

【使用注意】

（1）泄泻时腹部热胀痛者忌服。

（2）服药期间忌食生冷、辛辣油腻之物。

（3）服药3天症状未改善，或症状加重，或出现新的症状者，应立即停药并去医院就诊。

（4）有慢性结肠炎、溃疡性结肠炎便脓血等慢性病史者，患泄泻后应在医师指导下使用。

（5）小儿用法用量，请咨询医师或药师。

❷❻ 健脾生血片

【组成】党参、茯苓、炒白术、甘草、黄芪、山药、炒鸡内金、醋龟甲、山麦冬、醋南五味子、龙骨、煅牡蛎、大枣、硫酸亚铁。

【功效主治】健脾和胃，养血安神。用于脾胃虚弱及心脾两虚所致的血虚证，症见面色萎黄或㿠白，食少纳呆，脘腹胀闷，大便不调，烦躁多汗，倦怠乏力、舌胖色淡、苔薄白、脉细弱；缺铁性贫血见上述证候者。

【使用注意】

（1）非缺铁性贫血（如地中海贫血）患者禁用。

（2）忌茶，忌油腻食物。

（3）感冒患者不宜服用。

（4）勿与含鞣酸类药物合用。

（5）本品含硫酸亚铁。下列情况慎用：酒精中毒、肝炎、急性感染、肠道感染、胰腺炎、胃与十二指肠溃疡、溃疡性肠炎。

（6）本品宜饭后服用。

（7）高血压、心脏病、肝病、肾病等慢性病严重者应在医师指导下服用。

㉗ 强肾片

【组成】鹿茸、山药、山茱萸、熟地黄、枸杞子、丹参、补骨脂、牡丹皮、桑椹、益母草、茯苓、泽泻、盐杜仲、人参茎叶总皂苷。

【功效主治】补肾填精，益气壮阳。用于阴阳两虚所致的肾虚水肿、腰痛、遗精、阳痿、早泄、夜尿频数；慢性肾炎和久治不愈的肾盂肾炎见上述证候者。

【使用注意】遵医嘱。

五、胶囊剂

胶囊剂是指将原料药物或与适宜辅料填装于空心硬质胶囊壳或密封于弹性软质胶囊中而成的固体制剂，前者为硬胶囊，后者为软胶囊。将药物装入胶囊能掩盖药物的不良臭味，提高药物的稳定性。含有山药的胶囊剂有九味肝泰胶囊、三宝胶囊等。胶囊剂中的药物是以粉末或颗粒状态直接填装于囊壳中，不受压力等因素的影响，在胃肠道中迅速分散、溶出和吸收，一般情况下起效速度快于丸剂、片剂。由于胶囊在体内溶化后，局部药物浓度很大，需注意其对胃肠道的刺激性。

❶ 九味肝泰胶囊

【组成】三七、郁金、蒺藜、姜黄、酒大黄、黄芩、蜈蚣（不去头足）、山药、五味子。

【功效主治】化瘀通络，疏肝健脾。用于气滞血瘀兼肝郁脾虚所致的胁肋痛或刺痛，抑郁烦闷，食欲不振，食后腹胀脘痞，大便不调，或胁下痞块。

【使用注意】遵医嘱。

❷ 肠舒止泻胶囊

【组成】鸡矢藤、砂仁、人参、山药、苍术（炒）、黄柏、黄连、木香（炒）、小茴香（炒）、肉豆蔻、诃子（去核）、甘草、山楂（炒焦）。

【功效主治】益气健脾、清热化湿。用于脾虚湿热所致的急、慢性肠炎。

【使用注意】

（1）孕妇忌服。

（2）忌生冷、辛辣、油腻食物。

（3）儿童酌减。

❸ 枸杞消渴胶囊

【组成】鲜沙棘、鲜枸杞子、地骨皮、山楂、山药、麦芽、黄芪。

【功效主治】益气养阴，生津止渴。用于气阴两虚所致消渴，2型糖尿病见上述证候者。

【使用注意】定期复查血糖。

❹ 糖乐胶囊

【组成】天花粉、山药、地黄、红参须、黄芪、枸杞子、茯苓、知母、泽泻、牡丹皮、山茱萸、麦芽。

【功效主治】滋阴补肾，益气润肺，生津消渴。用于糖尿病引起的多食、多饮、多尿、神疲乏力、四肢酸软等症。

【使用注意】

（1）孕妇忌服。

（2）定期复查血糖。

❺ 通脉降糖胶囊

【组成】太子参、丹参、黄连、黄芪、绞股蓝、山药、苍术、玄参、水蛭、冬葵果、葛根。

【功效主治】养阴清热，清热活血。用于气阴两虚，脉络瘀阻所致的消渴病（糖尿病），证见神疲乏力，肢麻疼痛，头晕耳鸣，自汗等。

【使用注意】遵医嘱。

❻ 惠血生胶囊

【组成】党参、当归、虫草头孢菌粉、山药、大枣、白术、龙眼肉、黄芪、三七、甘草、龙血竭、砂仁。

【功效主治】补益气血，化瘀生新。用于气血两虚，瘀血阻滞所致的贫血，白细胞减少症，以及放化疗患者见以上证候者。

【使用注意】遵医嘱。

❼ 补肾益脑胶囊

【组成】鹿茸（去毛）、红参、茯苓、山药（炒）、熟地黄、当归、川芎、补骨脂（盐制）、牛膝、枸杞子、玄参、麦冬、五味子、酸枣仁（炒）、远志（蜜制）、朱砂。

【功效主治】补肾益气，养血生精。用于气血两虚，肾虚精亏所致的心悸气短，失眠健忘，盗汗，腰腿酸软，耳鸣耳聋。

【使用注意】

（1）儿童、孕妇及哺乳期妇女禁用。

（2）肝肾功能不全者禁服；感冒发热患者禁服。

（3）忌辛辣、生冷、油腻食物。

（4）本品宜饭前服用。

（5）高血压、心脏病、糖尿病等慢性病患者应在医师指导下服用。

❽ 三宝胶囊

【组成】人参、鹿茸、当归、山药、醋龟甲、砂仁（炒）、山茱萸、灵芝、熟地黄、丹参、五味子、菟丝子（炒）、肉苁蓉、何首乌、菊花、牡丹皮、赤芍、杜仲、麦冬、泽泻、玄参。

【功效主治】益肾填精，养心安神。用于肾精亏虚，心血不足所致的腰酸腿软、阳痿遗精、头晕眼花、耳鸣耳聋、心悸失眠，食欲不振。

【使用注意】

（1）忌不易消化食物。

（2）感冒发热患者不宜服用。

（3）高血压、心脏病、肝病、糖尿病、肾病等慢性病严重者应在医师指导下服用。

（4）儿童、孕妇、哺乳期妇女应在医师指导下服用。

❾ **甜梦胶囊**

【组成】刺五加、黄精、蚕蛾、桑椹、党参、黄芪、砂仁、枸杞子、山楂、熟地黄、淫羊藿（制）、陈皮、茯苓、马钱子（制）、法半夏、泽泻、山药。

【功效主治】益气补肾，健脾和胃，养心安神。用于头晕耳鸣，视减听衰，失眠健忘，食欲不振，腰膝酸软、心慌气短，中风后遗症；对脑功能减退，冠状血管疾患，脑血管栓塞及脱发也有一定作用。

【使用注意】运动员慎用。

❿ **肾炎灵胶囊**

【组成】旱莲草、女贞子、地黄、山药、当归、川芎、赤芍、狗脊（烫）、茯苓、猪苓、车前子（盐炒）、茜草、大蓟、小蓟、栀子、马齿苋、地榆。

【功效主治】清热凉血，滋阴补肾。用于慢性肾小球肾炎。

【使用注意】孕妇慎服。

⓫ 缩泉胶囊

【组成】山药、益智仁、乌药。

【功效主治】补肾缩尿。用于肾虚所致的小便频数，夜间遗尿。

【使用注意】遵医嘱。

⓬ 妇科白带胶囊

【组成】白术（炒）、苍术、党参、山药、柴胡、白芍（炒）、陈皮、荆芥、车前子（炒）、甘草。

【功效主治】健脾疏肝，除湿止带。用于脾虚湿盛，白带连绵，腰腿酸痛。

【使用注意】遵医嘱。

⓭ 妇良胶囊

【组成】当归、熟地黄、续断、白芍、山药、白术、地榆（炒）、白芷、牡蛎（煅）、海螵蛸、阿胶（海蛤粉炒珠）、血余炭。

【功效主治】补血健脾，固经止带。用于血虚脾弱，带下质清，崩漏色淡，经后少腹隐痛，头昏目眩，面色无华。

【使用注意】带下腥臭、色红暴崩、紫色成块及经前、经期腹痛患者慎服。

⓮ **珍芪降糖胶囊**

【组成】珍珠、黄芪、黄精、黄芩、地黄、天花粉、麦冬、石斛、蝉蜕、鸡内金、山药、沙苑子、青皮、葛根。

【功效主治】益气养阴，清热生津。用于气阴两虚，肺胃有热之消渴证。

【使用注意】

（1）有严重心、肝、肾（包括糖尿病肾病等）并发症，或合并有其他严重疾病者慎用。

（2）近1个月内有糖尿病酮症、酮症酸中毒以及感染者慎用。

⓯ **肾康宁胶囊**

【组成】黄芪、丹参、泽泻、茯苓、益母草、淡附片、锁阳、山药。

【功效主治】补脾温肾，渗湿活血。用于脾肾阳虚、血瘀湿阻所致的水肿，症见浮肿、乏力、腰膝冷痛；慢性肾炎见上述证候者。

【使用注意】遵医嘱。

⓰ **多动宁胶囊**

【组成】熟地黄、龟甲、远志、石菖蒲、山茱萸、山药、龙骨、茯苓、黄柏、僵蚕、化橘红。

【功效主治】滋养肝肾，开窍，宁心安神。用于肝肾阴虚所致儿童多动症之多动多语，冲动任性，烦急易怒等。

【使用注意】建议在医生指导下使用。

⓱ 益中生血胶囊

【组成】党参、山药、薏苡仁（炒）、陈皮、法半夏、草豆蔻、大枣、绿矾、甘草。

【功效主治】健脾和胃，益气生血。用于脾胃虚弱、气血两虚所致的面色萎黄、头晕、纳差、心悸气短、食后腹胀、神疲倦怠、失眠健忘、大便溏泻、舌淡或有齿痕、脉细弱等；缺铁性贫血见上述证候者。

【使用注意】

（1）个别患者服药后出现恶心、胃脘部烧灼感、大便次数增多、肠鸣、轻度腹痛、口干多饮。

（2）禁止与茶及含鞣质的药物合用。对本品过敏者禁用。

（3）忌烟、酒及辛辣、生冷、油腻食物。

（4）孕妇慎用。

（5）溃疡病、消化道出血性疾病患者遵医嘱用药。

（6）不宜和感冒类药同时服用。

（7）高血压、糖尿病患者应在医师指导下服用。

⓲ 芪药消渴胶囊

【组成】西洋参、黄芪、山药、生地黄、山茱萸、枸杞子、麦门冬、知母、天花粉、五味子、五倍子、葛根。

【功效主治】益气养阴，健脾补肾。用于非胰岛素依赖型糖尿病（属气阴不足、脾肾两虚证）的辅助治疗。证见气短乏力、腰膝酸软、口干咽燥、小便数多；或自汗、手足心热、头眩耳鸣、肌肉消瘦、舌红少苔或舌淡体胖等。

【使用注意】遵医嘱。

⑲ 甲亢灵胶囊

【组成】墨旱莲、丹参、夏枯草、山药、龙骨（煅）、牡蛎（煅）。

【功效主治】平肝潜阳，软坚散结。用于具有心悸、汗多、烦躁易怒、咽干、脉数等症状的甲状腺功能亢进症。

【使用注意】腹胀食少者慎用。

⑳ 三七血伤宁胶囊

【组成】三七、重楼、制草乌、大叶紫珠、山药、黑紫藜芦、冰片。

【功效主治】止血镇痛，祛瘀生新。用于瘀血阻滞、血不归经之各种血证及瘀血肿痛，如胃、十二指肠溃疡出血，支气管扩张出血，肺结核咯血，功能性子宫出血，外伤及痔疮出血，妇女月经不调，经痛，经闭及月经血量过多，产后瘀血，胃痛，肋间神经痛等。

【使用注意】

（1）孕妇禁用。

（2）轻伤及其他病症患者忌服保险子；服药期间忌

食蚕豆、鱼类和酸冷食物。

六、合剂

合剂是指饮片用水或其他溶剂，采用适宜的方法提取制成的口服液体制剂（单剂量灌装者也可称"口服液"）。合剂为溶液剂，在放置过程中容易受到高温、光线、细菌等的影响，一般规定合剂应密封，保存于阴凉处。在使用时若发现溶液有发霉、酸败、有异物、变色、产生气体或其他变质现象，应停止服用。

❶ 龙苓春合剂

【组成】红参、鹿茸、牛膝、熟地黄、肉苁蓉、菟丝子、附子（制）、黄芪、五味子、茯苓、山药、当归、龙骨、远志（制）、红曲。

【功效主治】补肾助阳，填精补血。用于阴阳两虚，腰腿冷痛，手足不温，阳痿早泄，食欲不振，倦怠乏力。

【使用注意】

（1）孕妇、酒精过敏者忌服。

（2）肝脏病患者禁用。

❷ 甜梦口服液

【组成】刺五加、黄精、蚕蛾、桑椹、党参、黄芪、砂仁、枸杞子、山楂、熟地黄、淫羊藿（制）、陈皮、茯苓、制马钱子、法半夏、泽泻、山药。

【功效主治】益气补肾，健脾和胃，养心安神。用于治疗头晕耳鸣，视减听衰，失眠健忘，食欲不振，腰膝酸软，心慌气短，中风后遗症；对脑功能减退，冠状血管疾患，脑血管栓塞及脱发也有一定作用。

【使用注意】运动员慎用。

❸ 孕康口服液

【组成】山药、续断、黄芪、当归、狗脊（去毛）、菟丝子、桑寄生、杜仲（炒）、补骨脂、党参、茯苓、白术（焦）、阿胶、地黄、山茱萸、枸杞子、乌梅、白芍、砂仁、益智、苎麻根、黄芩、艾叶。

【功效主治】健脾固肾，养血安胎。用于肾虚型和气血虚弱型先兆流产和习惯性流产。

【使用注意】

（1）服药期间，忌食辛辣刺激性食物，避免剧烈运动以及重体力劳动。

（2）凡难免流产、异位妊娠、葡萄胎等，非本品适用范围。

（3）未见本品对子代安全性研究资料，请在医生指导下用药。

七、煎膏剂

煎膏剂系指饮片用水煎煮，取煎煮液浓缩，加炼蜜或糖（或转化糖）制成的半流体制剂，又称膏滋。煎膏剂是中医惯用于治疗慢性病的制剂，除了少数具有普遍适用的煎膏剂外，一般按医生处方制备。煎膏剂制备完成后应分装在清洁干燥灭菌的大口容器中，充分冷却后加盖密闭，以免水蒸气冷凝后流回膏滋表面，久贮后表面易产生霉败现象。煎膏剂应贮藏于阴凉干燥处，服用时取用器具亦须干燥洁净。

❶ 妇科白带膏

【组成】白术（炒）、苍术、党参、陈皮、山药、甘草、荆芥、车前子、柴胡、白芍。

【功效主治】健脾疏肝，除湿止带。用于脾虚湿盛，白带量多，腰腿酸痛。

【使用注意】

（1）忌食生冷、少进油腻。

（2）糖尿病者慎用。

（3）白带量多气臭或伴有其他疾病者，应在医师指导下服用。

（4）老人、少女、孕妇，或长期服药、超剂量服药，均应在医师指导下。

❷ 洞天长春膏

【组成】党参、黄芪（蜜炙）、熟地黄、狗脊（制）、女贞子、覆盆子、何首乌（制）、牛膝、当归、陈皮、南沙参、杜仲（盐水炒）、川芎、百合、茯苓、白芍（麸炒）、白术（麸炒）、甘草（蜜炙）、山药、泽泻。

【功效主治】滋补肝肾，补益气血，健脾开胃，养肺生津。用于体质虚弱，病后亏损，头晕目眩，神疲乏力，腰膝酸软。

【使用注意】

（1）忌油腻食物。

（2）外感或实热内盛者不宜服用。

（3）孕妇及糖尿病患者慎用。

（4）本品宜饭前服用。

❸ 儿宝膏

【组成】太子参、北沙参、茯苓、山药、山楂（炒）、麦芽（炒）、白扁豆（炒）、陈皮、白芍（炒）、麦冬、葛根（煨）。

【功效主治】健脾益气，生津开胃。用于小儿面黄体弱，纳呆厌食，脾虚久泻，精神不振，口干燥渴，盗汗。

【使用注意】

（1）久泻的患儿应及时到医院咨询医师，明确久泻的原因。

（2）若觉味过甜也可冲淡服用。

❹ 益寿强身膏

【组成】党参（炒）、人参、茯苓、黄芪（炙）、白术（炒）、山药、制何首乌、当归、熟地黄、川芎、泽泻、牡丹皮、牛膝、白芍、杜仲叶、续断、阿胶、红花、三七、炙甘草、黄精（制）、陈皮。

【功效主治】补气养血，滋补肝肾，养心安神，强筋健骨，健脾开胃。用于体虚气弱，食欲不振，腰膝酸软，神疲乏力，头晕目眩，失眠健忘，年老体弱。

【使用注意】

（1）忌油腻食物。

（2）凡阴虚阳亢，血分有热，胃火炽盛，肺有痰热，外感热病者慎服。

（3）孕妇慎用。

（4）服用本品同时不宜服用藜芦、五灵脂、皂荚或其制剂；不宜喝茶和吃萝卜，以免影响药效。

（5）高血压、糖尿病患者应在医师指导下服用。

（6）本品宜饭前服用。

❺ 长春益寿膏

【组成】天冬、麦冬、熟地黄、山药、牛膝、地黄、杜仲叶、制何首乌、茯苓、人参、木香、柏子仁、五味子、狗脊、花椒、泽泻、石菖蒲、远志（炙）、菟丝子、金樱子、枸杞子、覆盆子、地骨皮。

【功效主治】补五脏，调阴阳，益气血，壮筋骨。适用于体虚易倦，心悸失眠，头晕目眩，腰膝酸软。

【使用注意】

（1）忌油腻食物。

（2）凡阴虚阳亢，血分有热，胃火炽盛，肺有痰热，外感热病者慎服。

（3）服本药时不宜同时服用藜芦、五灵脂、皂荚或其制剂；不宜喝茶和吃萝卜，以免影响药效。

（4）按照用法用量服用，孕妇、高血压、糖尿病患者应在医师指导下服用。

（5）本品宜饭前服用。

八、山药保健食品与服用建议

养生保健已经成为当今人们生活的重要内容，保健食品也已经成为一部分人的每日必需品。以山药为主或含有山药的保健食品有500多种，山药保健食品中少数是以山药为单一原料，大多数品种是以山药和其他种类的中药结合使用，总成分可能多达数十种或以上。山药保健食品品种繁多，成分复杂，功效也常常被厂家夸大宣传，给消费者带来了很大的困扰。以山药为主的保健品功效大致有健脾开胃、调节胃肠道功能、降血糖、提高免疫力等。消费者在选购时应仔细阅读说明书，重点关注原料、保健功能、适宜人群、不适宜人群、贮藏方法及注意事项等。

保健食品不同于一般食品，它具有调节身体机能的作用，适用于特定人群，并非人人皆宜。消费者在购买服用保健食品的过程中，应具有一定的保健食品知识，这样才能正确地选购和使用保健食品。选购和使用保健食品的注意事项有：①认清产品包装上的批准文号和标示。国产保健食品批准文号格式为：国食健字G+4位年代号+4位顺序号；进口保健食品批准文号格式为：国食健字 J+4 位年代号 +4 位顺序号。标示为天蓝色图案，下有保健食品字样，俗称"蓝帽子"标志。②仔细阅读说明书，确定保健食品的功能。例如，同为以山药为主的保健食品，有的功能为辅助降血糖，有的功能为保护胃黏膜，消费者应注意分辨。③注意产品禁忌，特别是患有慢性病的患者、儿童、青少年、孕妇等，在选择保健食品时一定要查看服用禁忌，以免对身体造成危害。④注意产品适量和生产日期。⑤保健品不能代替药品，当身体有不适时，应及时就医，切不可盲目服用保健食品。几种常见的山药保健食品如下。

❶ 纯怀山药粉

【组成】山药。

【功效】调节血糖。

【适宜人群】血糖偏高者。

【贮藏方法】密封、避光，置阴凉干燥处。

【注意事项】本品不能代替药物。

❷ 沙棘山药胶囊

【组成】沙棘、山药、微晶纤维素。

【适宜人群】血糖偏高者。

【不适宜人群】少年儿童。

【贮藏方法】密封、避光，置阴凉干燥处。

【注意事项】本品不能代替药物。

❸ 白术山药粉剂

【组成】山药、白术、麦芽。

【适宜人群】轻度胃黏膜损伤者。

【不适宜人群】无。

【贮藏方法】密封，置阴凉干燥处。

【注意事项】本品不能代替药物。

❹ 山药黄芪氨基酸颗粒

【组成】黄芪、山药、复合氨基酸粉（天门冬氨酸、苏氨酸、丝氨酸、脯氨酸、谷氨酸、甘氨酸、丙氨酸、缬氨酸、蛋氨酸、异亮氨酸、亮氨酸、酪氨酸、苯丙氨酸、组氨酸、赖氨酸、精氨酸、胱氨酸）、白砂糖、β-环状糊精。

【适宜人群】免疫力低下者。

【不适宜人群】少年儿童、孕妇、乳母。

【贮藏方法】密闭，置阴凉干燥处。

【注意事项】本品不能代替药物。

❺ 乌鸡黄芪枸杞子山药口服液

【组成】乌鸡、枸杞子、黄芪、山药、白砂糖、纯化水。

【适宜人群】免疫力低下者。

【不适宜人群】无。

【贮藏方法】置阴凉干燥处。

【注意事项】本品不能代替药物。

❻ 芦荟何首乌胶囊

【组成】芦荟、火麻仁、决明子、何首乌、山药、玉米淀粉、硬脂酸镁。

【适宜人群】便秘者。

【不适宜人群】少年儿童、孕期及哺乳期妇女、慢性腹泻者、肝功能不全者、肝病家族史者。

【贮藏方法】密封，置阴凉干燥处。

【注意事项】本品不能代替药物；适宜人群外的人群不推荐食用本产品；食用本品后如出现腹泻，请立即停止食用；本品含何首乌，不宜长期超量服用，避免与肝毒性药物同时使用，注意监测肝功能。

❼ 葛根山药胶囊

【组成】葛根、山药、黄芪、生地黄、硬脂酸镁。

【适宜人群】血糖偏高者。

【不适宜人群】少年儿童、孕妇、乳母。

【贮藏方法】通风、干燥、阴凉冷暗处保存。

【注意事项】本品不能代替药物。

❽ 太子参陈皮山药山楂麦芽茯苓口服液

【组成】太子参、陈皮、山药、山楂、麦芽、茯苓、白砂糖、纯化水。

【适宜人群】消化不良的少年儿童。

【不适宜人群】婴幼儿。

【贮藏方法】密封，置阴凉干燥处。

【注意事项】本品不能代替药物。

❾ 黄芪麦冬熟地山药鹿茸口服液

【组成】黄芪、麦冬、熟地黄、山药、马鹿茸、阿斯巴甜（含苯丙氨酸）、山梨酸钾、纯化水。

【适宜人群】血糖偏高者。

【不适宜人群】少年儿童、孕妇、乳母。

【贮藏方法】密封，置阴凉干燥处。

【注意事项】本品不能代替药物；苯丙酮尿症患者慎用。

第三节
山药的合理应用

山药甘平，入肺、脾、肾三经，既能补气，又能养阴，作用平和，补而不腻，为平补脾、肺、肾三经之良药，兼能收涩止泻、涩精止带，大凡肺、脾、肾气阴两虚，兼滑脱之证皆可用之。山药补脾益胃，可用于治疗脾虚食少、倦怠乏力、久泻不止；补脾气，养肺阴，可用于治疗肺虚喘咳，也可用于治疗肺肾两虚之虚喘；补肾涩精缩尿，可用于治疗肾虚精关不固之遗精、尿频及带下清稀；补肺脾肾之阴，养阴生津止渴，可用治阴虚内热、口渴多饮、小便频数之消渴。山药备受百姓和广大中医药工作者推崇，应用广泛。

一、单味山药用法用量

（一）山药及其炮制品的用法

山药及其炮制品主要是指生山药、麸炒山药、土炒山药。麸炒山药补脾健胃作用增强，土炒山药补脾止泻作用增强。

1. 生山药

临床所用的生山药主要是毛山药或者光山药，以补肾益精、益脾肺阴为主，补阴之力较强，多用于治疗肾虚遗精、尿频、肺虚喘咳、阴虚消渴等。现代临床应用多以生用为主，广泛用于脾胃虚弱、阴虚消渴、肺虚咳喘的方剂中，如治疗肺虚喘咳的薯蓣丸（《金匮要略》）、治疗阴虚消渴的玉液汤（《医学衷中参西录》）及治疗肝肾阴虚的六味地黄丸（《小儿药证直诀》）。

2. 麸炒山药

麸炒山药以补脾健胃、益肾固精为主，多用于治疗脾虚食少、久泻不止、尿频遗尿、梦遗精滑、白带过多等。如治疗脾虚厌食或脾虚泄泻的参苓白术散（《太平惠民和剂局方》）及治疗脾虚带下的完带汤（《傅青主女科》）。

3. 土炒山药

土炒山药可增强补脾止泻之功，用于治疗脾虚久泻，或大便泄泻。如治疗脾虚久泻，身体瘦弱的扶中汤。

（二）用量

用药剂量是依据传统经验，为达到一定治疗作用所应用的药量，与药物配伍、药物来源、炮制工艺和临床需求等息息相关。药物用量是否得当，是能否确保用药安全、有效的重要因素之一。《神农本草经》初步确立了用药剂量的方法和原则，曰："若用毒药疗病，先起黍粟，病去即止，不去倍之；不去十之，取去为度。"《汤液本草》也有关于剂量对功效影响的论述，曰："病在上不厌频而少，在下不厌顿而多：少服则滋荣于上，多服则峻补于下。"然而对于剂量的具体运用，历代医家都不尽相同。

山药临床用药参考：小剂量（＜6g）、较小剂量

（6~10g）、中等剂量（10~20g）、较大剂量（20~30g）和大剂量（＞30g）。

补脾功效用小剂量，不用中剂量；补肺功效要注意剂量界线，以10g为界，剂量越小作用越弱，剂量越大越强；益肾功效只用中剂量，较大或较小都不用；固肾则与补肾相反，不用中剂量，只用较大或较小剂量。

二、山药配伍应用

"配伍环境"对中药多功效的功效发挥起着较为重要的作用，即配伍不同，功效也就不同。临床方剂中经常见到两味药同时出现，缺一不可，是中药复方形成的桥梁。复方就是多个药对的组合。多个药对通过发挥各自的优势以促进整个复方的疗效，进而形成了中医"七情和合"理论和中药的"君臣佐使"理论。药对使中药复方的基本功能得到体现，也是中医遣方用药的主要特色之一，具有紧扣病机、功用专一、疗效确切等特点。药对在组成上具有原则性和内在规律性，并不是两味药简单、随便的加合。两药相互影响，如一个药会增加另一个药有效成分的溶出，也可能会减少另一个药有毒成分的溶出，还有可能通过不同的作用机制配合去治疗某类疾病等，这些都是中药的精髓。与山药配伍使用的药物大多是补益药、利水渗湿药、收涩药、清热药、安神药、温里药等，且常为相须相使的关系。

（一）山药配附子

山药、附子是补肾滋阴健脾的常用组合。附子始见于《神农本草经》，被列为下品，味辛、甘，性大热，有毒，归心、肾、脾经，具有回阳救逆、补火助阳、散寒止痛的功效，"为回阳救逆第一品药"；山药味甘性平，入肺、脾、肾经，滋补肾阴，《名医别录》谓之"补虚劳羸瘦，充五脏，除烦热，强阴"。二药配伍，一补一温，正合《金匮翼》"温必兼补"的用药原则，从而更好地实现阴阳并补，常用于治疗阴阳两虚之腰膝酸软、畏寒肢冷、阳痿、泄泻、消渴等。

（二）山药配枸杞子

二药是滋补肾阴的常用组合，均始载于《神农本草经》，被列为上品。枸杞子味甘性平，质润气和，入肝、肾经，为平补肝肾之良药，具有滋肾补肝、益精明目的功效；山药滋补肾阴。二药相须为用，常用于治疗肝肾不足等证。

（三）山药配鹿茸

二药是滋补肾阴肾阳之常用配伍。鹿茸始载于《神农本草经》，被列为中品，味甘、咸，性温，归肝、肾经。甘温补阳，甘咸滋肾，其纯阳之性，具生发之气，故能补肾阳，益精血，强筋骨，调冲任。鹿茸自秦汉开始，一直以奇特的功效而闻名于世，直到清代仍是宫廷主要抗衰老药物之一。鹿角胶味甘咸，性温，归肝、肾经，有补肝肾、益精血之功。山药味甘，鹿茸味咸，性温，质润，走肾经，故二药相伍，有阴阳、精血并补的功效。常用于治疗肾阳不足，精血亏虚，阳痿遗精，女子不孕，小儿行迟齿迟，冲任不固之崩漏下血、白带过多等证。

鹿茸－山药药对始载于《普济方》鹿茸酒。中医理论认为，"人之根本在于肾，肾主骨生髓"。鹿茸壮肾阳、益精血，山药填精固肾、涩精止遗，两药合用，主治虚弱阳事不举、面色不明、小便频数、饮食不思等肾阳虚证。现代研究认为，人的疲劳、衰老与体内自由基含量升高有关。自由基引起的过氧化反应、核酸及蛋白质降解导致的各种表现，与中医学肾虚表现极为相似。山药－鹿茸药对醇提物能显著清除1,1-二苯基-2-三硝基苯肼（DPPH）自由基，表明其可能是通过清除自由基来治疗肾阳虚证。补肾药有一定的免疫调节作用，肾阳虚证与神经内分泌免疫网络有一定的内在联系。中医学认为，"久病者多肾虚"，肾虚患者免疫功能下降者较多，应用补肾益精药物能够特异性提高促肾上腺皮质激素释放激素的表达，调节神经内分泌免疫网络，从而证实了肾在免疫调节中的主导作用。

（四）山药配熟地黄

二药是滋补肾阴、养血的常用组合，均始载于《神农本草经》，被列为上品。熟地黄味甘，微温，归肝、肾经，具有补血养阴、填精益髓的功效，为补益肝肾之要药。《本草经疏》中称之为"补肾家之要药，益阴血之上品"。张介宾最喜用四大怀药之一的熟地黄，有"张熟地"之称。《苏沈良方》载："药之膏油者，莫如地黄。"山药滋肺肾阴，配伍熟地黄，相须为用，常用于治疗阴虚血少所致腰膝酸软、骨蒸劳热、头晕耳鸣、遗精、盗汗、消渴、月经闭少，及肺肾阴虚喘促等。山药–熟地黄药对通过调节细胞代谢、增殖、存活、生长，诱导细胞凋亡，参与突触传递和神经可塑性，促进脑血管新生及神经修复等机制来改善痴呆的症状。痴呆的发病因素主要有虚、痰、瘀等。呆病成于虚：髓海不足，脾肾虚损，气血亏虚，导致髓海渐空，元神失养而致呆。呆病成于痰：肝郁脾虚，聚湿生痰，痰阻脑窍而致呆。呆病成于瘀：气滞血瘀，瘀阻脑络，脑气不通而致呆。临证以补益脾肾、化痰祛瘀为痴呆治疗大法，运用加减薯蓣丸治疗痴呆，取得了较好的临床疗效。加减薯蓣丸由山药、熟地黄、制何首乌、杜仲、枸杞子、五味子、西党参、炒白术、茯苓、石菖蒲、炙远志、白芍、当归、川芎 14 味药物组成，具有补益脾肾、化痰祛瘀、醒脑开窍之功效，其中山药–熟地黄药对具有补益脾肾的功效。现代药理研究表明，山药能够增强痴呆模型小鼠脑组织三磷酸腺苷（ATP）酶活性，提高机体抗氧化能力；还能够降低凋亡基因及蛋白、上调抗凋亡基因及蛋白生成，有效抑制神经细胞缺氧性凋亡。熟地黄能改善 D–半乳糖衰老模型大鼠学习记忆能力，提高脑组织的抗氧化能力，减缓脑细胞衰老的进程，并具有增强学习记忆和空间记忆能力的作用，其作用机制可能与改善中枢胆碱能神经系统功能，降低脑内铝元素（Al^{3+}）含量，保护脑组织及维持脑内谷氨酸（Glu）、γ–氨基丁酸（GABA）的正常水平有关。

（五）山药配山茱萸

二药是固肾涩精的常用组合。山茱萸始载于《神农本草经》，被列为中品，味酸、涩，性微温，归肝、肾经，具有补益肝肾、收敛固涩的功效。古人认为，酸属东方，得木气最厚，故能敛肝气之虚，又性微温，故能在酸敛之中条达肝气。李士材谓"酸属东方，而功多在北方者，乙癸同源也。肝为乙木，肾为癸水"。《黄帝内经》曰："味厚者为阴。"山茱萸为酸味药，与甘味山药合用能起到甘补酸敛、酸甘化阴的作用，故二药伍用，敛补建功，相得益彰。山药配伍山茱萸，滋阴固肾，敛肝固脱之力增强，常用于治疗眩晕耳鸣、腰膝酸痛、阳痿遗精、遗尿尿频、崩漏带下、大汗虚脱等。现代研究表明，二药可用于治疗糖尿病。从病理机制上分析，糖尿病主要是由于阴虚热盛造成的，阴虚无以制阳，则阳气躁动而生内热，灼津，进而导致烦渴多饮，胃内热则消谷善饥，导致多食，又因阴虚阳盛，肾失开司，固摄无权则多尿。这样便形成了糖尿病多饮多食多尿的症状。古方中多次出现山茱萸和山药的配伍应用，如六味地黄丸等。

（六）山药配五味子

二药是补肾固涩的常用组合，均始载于《神农本草经》，并列为上品。五味子酸、甘，温，归肺、心、肾经，具有收敛固涩、益气生津、补肾宁心的功效。《医学衷中参西录》曰："其酸收之力，又能固摄下焦气化，治五更泄泻、梦遗失精，及消渴小便频数……"由于五味子色、味俱五，故古人谓五味子乃禀五运之精而生。《抱朴子·仙药》云："移门子服五味子十六年，色如玉女，入水不沾，入火不灼也。"孙思邈在《备急千金要方》中道："五月常服五味子以补五脏气……六月常服五味子，以益肺金之气，在上则滋源，在下则补肾。"山药滋阴固肾，与五味子配伍，相须为用，一补一固，相得益彰，常用于治疗久嗽虚喘、梦遗滑精、遗尿尿频、久泻不止、津伤口渴、短气脉虚、内热消渴等。《本草纲目》中记载用山药、五味子等药浸酒煮饮，可治疗精髓不固等。

（七）山药配人参

二药为补益肺气的常用配伍，均始载于《神农本草经》，并列为上品，是中国古代著名的延年益寿药物。人参味甘、微苦，性温，归肺、脾、肾经。具有大补元气、补脾益肺、生津、安神益智的功效，为治虚劳内伤之第一要药，医家大多认为"人参补益之功，独冠群草""人参为万病之灵药"，有"起死回生"之力，并称其为"干草之灵，百药之长"，有"神草"之誉。山药甘温，色白入肺，兼补脾肾。二药配伍，相须为用，常用于治疗单纯肺气虚的肺系疾病、土不生金或肺肾均不足而引起的气喘，肺肾阴虚所致的虚喘、消渴等。

（八）山药配白扁豆、莲子

三药是健脾利湿止泻的常用组合。白扁豆始载于《名医别录》，甘、微，归脾、胃经，具有健脾和中、化湿的作用。《药品化义》谓之"与脾性最合……为和中益气佳品。又取其色白，气味清和，独受清中之精，用清肺气……"莲子始载于《神农本草经》，并列为上品，味甘、涩，性平，入脾、肾、心经，具有益肾固精、补脾止泻、止带、养心安神的功效。山药滋脾，色白入肺。三药合用，补其中气，渗其湿浊，行其气滞，恢复脾胃受纳与健运之职，对脾、肺及大肠的相关疾病均有很好的效果。

（九）山药配茯苓

茯苓又可称为茯灵，甘淡平，药性平和，具有健脾、宁心、利水渗湿的功效。山药与茯苓是健脾肾、化湿的常用配伍，在《神农本草经》中均列为上品。茯苓味淡能利水，山药味甘能滋补脾胃，二者合用属于阴阳结合，一开一合。山药、茯苓合用能够治疗久病脾胃气阴不足而导致的不思饮食以及倦怠乏力等。《小儿药证直诀》记载，六味地黄丸之所以选用山药与茯苓，主要是想以两种药物的相和相济合为平补缓利之剂，从而能够顺应其性。茯苓补脾不留湿，山药养脾阴、固肾益精，两者合用，脾胃得健，湿邪得止。除此之外，山药与茯苓合用还能够滋补脾阴，治疗消渴。《景岳全书》记载，治疗消渴之证应该以滋阴抑阳为主。山药具有滋阴清热、凉血、生髓等多种功效，是治疗消渴证的常用药物；茯苓主要功效在于利水行津，能够起到止消渴的作用。茯苓渗湿降浊，且不敛邪；山药补脾养阴，且不伤阴。故常将山药与茯苓合用。

（十）山药配陈皮

二药是健脾益肺的常用配伍，均始载于《神农本草经》，并列为上品。陈皮辛、苦，温，归脾、肺经，具有理气健脾、燥湿化痰之效。《本草纲目》云："橘皮能泻能燥……同补药则补，同泻药则泻，同升药则升，同降药则降……故橘皮为三经气分之药，但随所配而补泻升降也。"山药甘平，补脾肺阴，多用可产生气塞、腹中胀、食欲不振，与陈皮配伍使用可去其滋腻之性。二药并用，一补一利，一涩一通，润燥兼施，刚柔相济，气旺阴复，阴阳和调，可使补而不滞，主治肺脾虚弱夹实之食少纳呆或食后腹胀、倦怠乏力、形体消瘦、烦满等。

（十一）山药配黄芪

山药和黄芪是补脾养胃的常用组合，始载于《神农本草经》，并列为上品，均属于最常用的益寿中药。

山药配黄芪是治疗气阴两虚型消渴、脾胃气虚型胃痛的常用配伍。山药入脾、肺、肾，且补脾阴之力显著；黄芪补中益气，升中焦清气，偏补脾阳。二者合用，滋胃阴兼温脾阳，于阴中求阳。山药补脾滋阴、补肾固精，黄芪补气、升提气机，合用增强固涩升提之效，用于治疗泄泻属脾虚湿盛者。黄芪补肺气、升元气、补肾水，山药补肺之气阴、强肾固精，合用加强益气养阴、补肺固肾之功，用于治疗肺肾两虚之长期咳嗽、气喘。

泄泻以大便次数增多、粪质稀薄甚至泻出如水样为主要临床症状，其基本病机在于脾胃功能受损，湿困脾土，运化失司，小肠泌别清浊及大肠传化功能失司。脾虚湿盛为病机关键，故以健脾化湿为治疗大法。山药性微涩，补脾滋阴，补肾固精，为滋阴固肾之良药。如《药性歌括四百味》言："薯蓣甘温，理脾止泻，益肾补中，诸虚可治。"《本草征要》谓之"补脾除泻痢"。《本草从新》载："固肠胃，止泻痢。"黄芪为补气药之最佳品，而且有升提气机的作用。如《药性微蕴》言："故欲提下陷之阳气以上升，则当以黄芪为君。"《本草正义》谓："黄芪具春令升发之性……清气下陷者最宜。"黄芪的补与山药的补、固作用相合，有固涩升提之效，且黄芪可助山药更好地发挥补肾生精的作用，二药配伍，一滋阴一升阳，常用于治疗中气下陷、泻痢滑脱之证。治元气下陷，脾胃衰惫，久泻，日夜无度，大肠滑脱等，可配伍人参、白术、茯苓、莲肉、芡实、升麻、柴胡等，如《古今医鉴》升气实脏丸；治梦遗滑精，可配伍人参、白术、芡实、北五味、甘草、生地黄、枣仁、茯神、当归，如《理虚元鉴》归养心脾汤。

（十二）山药配麦冬

二药是治疗阴虚或气阴两虚型咳嗽的常用配伍，始载于《神农本草经》。山药味甘性平，入脾、肺、肾经，具有益气养阴、补脾肺肾、涩精止带的作用，生用或者炒用；麦冬味甘，微苦微寒，入心、肺、胃经，具有养阴润肺、益胃生津、清心除烦的作用。两药同入肺经，合用具有养阴生津、润肺止咳的功效，常用于治疗阴虚咳嗽以及消渴等证。《医学心悟·三消篇》中曾记载，山药补脾肺肾，张仲景用山药治疗虚劳、消渴及小便不利证患者，具有较为明显的效果。山药入肺，能够起到润肺生水的作用，还能减少糖尿病患者的尿糖量。

麦冬不仅能清热，还能滋阴生津。山药、麦冬合用，能够治疗虚劳客热以及口干烦渴等症。《本草正义》中记载，山药与麦冬均具有滋阴润肺的作用，合用能够治疗热病烦渴等。同时，山药性平偏温，而麦冬微寒，在一定程度上能够减弱山药过于滋腻温补的功效。因此，山药与麦冬配伍应用能达到增效减毒的目的。

山药和麦冬的配伍还具有延年益寿的作用。山药具有补虚羸以及除寒热邪气的作用，久服能够聪耳明目，延年益寿。经现代药理研究证实，山药在临床上能够起到延缓衰老的作用，并且能在一定程度上对患者的免疫功能进行调节，同时起到抗氧化等作用。《吴普本草》称麦冬为不死药，具有清心、解烦渴的作用。研究证明，麦冬能够在一定程度上延长实验动物的寿命及生存期，提高其免疫功能。因此，麦冬与山药合用，能够对人体的肺部起到补益调节作用，显著提高人体正气。山药与麦冬配伍治疗病证较为广泛，具有较大研究价值。

（十三）山药配党参

二药是治疗幽门螺杆菌感染性胃病的常用配伍。幽门螺杆菌感染性胃病属"吞酸""痞满""胃脘痛"等范畴，致病原因可分为内、外因，内因为脾失健运、脾胃内伤，外因为饮食失调、内伤七情、外感六淫等。山药补脾养胃，用于治疗脾虚食少，久泻不止。党参可调节胃肠运动，抗溃疡，抑制胃酸分泌，降低胃蛋白酶活性，还可增强机体抵抗力，提高免疫力。因此，山药、党参合用，可增强补气健脾之功，对临床治疗幽门螺杆菌感染性胃病具有较大价值。

（十四）山药配杏仁

二药为润肺滋阴、润肠通便的常用药对。山药作用和缓，能补益脾胃之阴。杏仁始载于《神农本草经》，列为中品，味苦微温，有小毒，归肺、脾、大肠经，为肺家要药，功擅止咳平喘、润肠通便。二药均入肺脾经，合用可用于治疗肺气虚弱喘咳、便秘等。肺主气司呼吸，在人体化生元气、水液代谢方面起到很大的作用。如《素问·经脉别论》曰："经气归于肺、肺朝百脉，输精于皮毛。"又云："脾气散精，上归于肺，通调水道……五经并行。"肺为娇脏，为阳中之太阴，外主一身之皮毛，内为五脏之华盖。若功能失常，临床主要表现为虚实两类。虚证主要为气虚、阴虚，其中气虚多为久病亏耗，或被他脏之病所累；阴虚多系津液消耗，肺失濡养所致；实证则多由痰浊水湿内聚、寒邪外束和邪热乘肺引起。若肺气宣肃无权，则会出现轻则咳嗽甚则咳喘，迁延日久不愈，常会导致气阴两虚等证，因此咳嗽气喘、痰黏稠、胸胁支满，当以泻肺降火、调肺化痰治之；久咳伤阴或者热病后期，或肺之气阴不足、虚热内灼而致肺失润降等，当以滋阴润肺治之。

山药是一种高营养食品，含有大量蛋白质和多种维生素以及人体必需的氨基酸，其色白入肺，培土生金，有滋阴润肺生水之效，为滋阴、润燥、养肺之上品。近年来的研究表明，山药具有诱导干扰素产生、增强人体免疫功能的作用。杏仁具有疏利开通之性，与肺之肃降功能相合，降肺气之中兼有宣肺之功，止咳平喘效佳，为治咳喘之要药，对于多痰、咳嗽、气喘等症状具有较好的疗效。如治风寒感冒之麻黄汤、疗风热感冒之桑菊饮均含杏仁。因此，二药并用可将山药润肺养阴、杏仁止咳化痰平喘之效发挥到极致，以奏"清痰降气，使逆气转而下行，即能引药力速于下达"之功，从而达到益肺化痰止咳、祛邪不伤正的目的，常用于治疗肺气不足之咳嗽气喘、多痰等。从润肺滋阴角度考虑，二者可用于治疗咳嗽；从补肺健脾角度考虑，二者可用来治疗慢性阻塞性肺疾病等。

（十五）山药配茯苓、白术

三药是美颜的常用组合，始载于《神农本草经》，均列为上品。茯苓甘、淡，平，入心、肺、脾经，具有渗湿利水、健脾和胃、宁心安神的功效；白术苦、甘，温，归脾、胃经，具补气健脾、燥湿利水、安胎之功；山药甘，平，具有补脾肺肾、益气生津的功效。三药配伍，相须为用，补土生金，正合在古代中药的美容技术应用上尽现无遗的"肺合皮毛"理论，故可用于治疗皮肤干燥、黄褐斑等皮肤疾病。

三、山药方剂举隅

❶ 完带汤 *(《傅青主女科》)*

【组成】白术一两（土炒）、山药一两（炒）、人参二钱、白芍五钱（酒炒）、车前子三钱（酒炒）、苍术三钱（制）、甘草一钱、陈皮五分、黑芥穗五分、柴胡六分。

【功效主治】补脾疏肝，化湿止带。适用于治疗脾虚肝郁，湿浊带下证。症见带下色白，清稀如涕，面色㿠白，倦怠便溏，舌淡苔白，脉缓或濡弱。

【服用方法】水煎服。

❷ 易黄汤 *(《傅青主女科》)*

【组成】山药一两（炒）、芡实一两（炒）、黄柏二钱（盐水炒）、车前子一钱（酒炒）、白果十枚（碎）。

【功效主治】固肾止带，清热祛湿。适用于治疗肾虚湿热带下证。症见带下黏稠量多，色黄如浓茶汁，其气腥秽，舌红，苔黄腻者。

【服用方法】水煎服。

❸ 玉液汤 *(《医学衷中参西录》)*

【组成】生山药一两、生黄芪五钱、知母六钱、生鸡内金二钱（捣细）、葛根钱半、五味子三钱、天花粉三钱。

【功效主治】益气滋阴，固肾止渴。适用于治疗消渴气阴两虚证。症见口干而渴，饮水不解，小便数多，困倦气短，脉虚细无力。

【服用方法】水煎服。

❹ **滋培汤**《医学衷中参西录》）

【组成】生山药一两、于术三钱（炒）、广陈皮二钱、牛蒡子二钱（炒，捣）、生杭芍三钱、玄参三钱、生赭石三钱（轧细）、炙甘草二钱。

【功效主治】健脾，养阴，清肺。适用于治疗虚劳喘逆，饮食减少，或兼咳嗽，并治一切阴虚羸弱诸证。

【服用方法】水煎服。

❺ **建瓴汤**《医学衷中参西录》）

【组成】生怀山药一两、怀牛膝一两、生赭石八钱（轧细）、生龙骨六钱（捣碎）、生牡蛎六钱（捣碎）、生怀地黄六钱、生杭芍四钱、柏子仁四钱。

【功效主治】镇肝息风，滋阴安神。适用于治疗肝阳上亢证。症见头目眩晕，耳鸣目胀，心悸健忘，烦躁不宁，舌强言语不利，口眼歪斜，半身麻木不遂，脉弦长而硬。

【服用方法】磨取铁锈浓水，煎上药服。

❻ **薯蓣纳气汤**《医学衷中参西录》）

【组成】生山药一两、大熟地五钱、萸肉五钱（去净核）、柿霜饼四钱（冲服）、生杭芍四钱、牛蒡子二钱（炒，捣）、苏子（炒，捣）、甘草二钱（蜜炙）、生龙骨五钱（捣细）。

【功效主治】滋肾补肝，养阴定喘。适用于治疗肾阴虚不纳气，喘逆痰鸣，口燥咽干，舌质红，脉细数。

【服用方法】水煎服。

❼ 温土毓麟汤（《傅青主女科》）

【组成】巴戟一两（去心，酒浸）、覆盆子一两（酒浸，蒸）、白术五钱（土炒）、人参三钱、怀山药五钱（炒）、神曲一钱（炒）。

【功效主治】温肾暖胞，健脾益气。适用于治疗妇女脾胃虚寒，饮食不运，胸膈胀满，时多呕泄，久不受孕者。

【服用方法】水煎服。

❽ 转气汤（《傅青主女科》）

【组成】人参三钱、茯苓三钱（去皮）、白术三钱（土炒）、当归五钱（酒洗）、白芍五钱（酒炒）、熟地一两（九蒸）、山茱萸三钱（蒸）、山药五钱（炒）、芡实三钱（炒）、柴胡五分、补骨脂一钱（盐水炒）。

【功效主治】补气益肾养血。适用于治疗产后气血大亏，肝肾两虚证。症见四肢浮肿，寒热往来，气喘咳嗽，胸膈不利，口吐酸水，两胁疼痛。

【服用方法】水煎服。

❾ 调肝汤（《傅青主女科》）

【组成】山药五钱（炒）、阿胶三钱（白面炒）、当归三钱（酒洗）、白芍三钱（酒炒）、山萸肉三钱（蒸熟）、巴戟一钱（盐水浸）、甘草一钱。

【功效主治】补益肾水，平调肝气。适用于治疗妇人肾水不足，肝气不舒，行经后少腹疼痛。

【服用方法】水煎服。

⑩ 救败求生汤（《傅青主女科》）

【组成】人参二两、当归二两（酒洗）、白术二两（土炒）、九蒸熟地一两、山茱萸五钱（蒸）、山药五钱（炒）、枣仁五钱（生用）、附子一分或一钱（自制）。

【功效主治】补气以回元阳，摄血以归神，生精而续命。适用于治疗少妇产后半月，不慎房帏，血崩昏晕，目见鬼神。

【服用方法】水煎服。

四、山药与其他药物的相互作用

近现代以来，我国医药工作者对中西药联用做了大量研究，且在联合西医西药应用方面有较好的前景，促进了更广泛的临床应用。

1. 山药与盐酸二甲双胍

山药性味甘平，擅于补脾养胃。现代药理研究表明，山药及其炮制品煎剂可降低正常小鼠的血糖，对四氧嘧啶引起的小鼠糖尿病有预防及治疗作用，并可对抗由肾上腺素或葡萄糖引起的小鼠血糖升高。山药多糖有明显降低糖尿病大鼠血糖的作用，同时能升高 C 肽含量。二甲双胍的发现起源于一种胍类生物碱，现代药理研究发现以生物碱为主要成分的药物中，苦寒药占主要地位。因此，从中医角度看，二甲双胍应该属于"苦寒药"，脾胃亏虚的患者服用可能会产生恶心、腹泻等胃肠道的不良反应。事实上，研究显示，影响二甲双胍耐受性最常见的不良反应即为胃肠道反应。虽然改成餐中、餐后服用，或改为肠溶制剂，但仍有部分患者因不良反应而中止本药的治疗。山药的应用对缓解胃肠道症状具有明显的效果，配合二甲双胍使用，可以取长补短，减轻不良反应，增强降糖疗效，充分体现了中西医结合治疗疾病的优势。

2. 山药与替加氟

现代研究发现，山药可诱导黑色素瘤、肺癌、食管癌、肝癌、胃癌等多种肿瘤细胞凋亡。替加氟为氟尿嘧啶的衍生物，在体内逐渐转变为氟尿嘧啶而起作用。长期以来，氟尿嘧啶始终是治疗恶性消化道肿瘤的首选药物。山药可促进T淋巴细胞增殖，提高自然杀伤细胞活性，增强巨噬细胞吞噬作用。研究表明，山药提取物协同替加氟抑瘤效果好于单独使用替加氟。

五、临床医师用药经验

自汉代起，山药逐渐被认识和运用。在宋代，山药得到了迅速推广，尤其山药补肾强阴的功效得到广泛运用，如六味地黄丸、安神丸、缩泉丸等。近现代，山药的研究逐渐增多。科学分析表明，山药具有滋补益肾、健胃化痰、补中益气、祛冷风、镇心神、安魂魄、长肌髓等作用。生山药常用于治疗手足冻疮、痰喘、尿频等，是中药方剂中常用补药之一。随着现代科技手段的迅速发展，山药的研究将会不断深入，其在临床的运用范围也会更加广泛。

（一）儿科

1. 小儿腹泻

（1）小儿单纯性腹泻

小儿腹泻是小儿常见的一种消化道疾病，一年四季均可发生。用山药粉治疗腹泻，既避免了药物的不良反应，又比较容易被患儿接受。但只适用于小儿单纯性腹泻、消化不良性腹泻，若大便常规检查有细菌等，应配合其他药物治疗。婴幼儿肾气未充，腠理不严，脾胃运化功能尚不健全，偶遇风寒，饮食不节或不洁时易患泄泻。山药味甘性平，作用缓和，不寒不燥，具有益肾气、健脾胃、止泻痢、化痰、润皮毛之功效，治疗腹泻疗效好，且无不良反应。下附验案。

朱某，男，1岁8个月，2006年8月6日就诊。

［病史］患儿腹泻10天，每日5~10次，大便稀溏，呈黄绿色稀水样，似蛋花汤，或夹杂未消化食物，少量黏液，有酸臭味，食欲不佳，厌倦思睡，舌苔白厚腻，指纹淡白。曾在某医院用碱式碳酸铋、呋喃唑酮等药治疗不效。

［治疗］山药鸡肝散。山药15g，薏苡仁12g，共研细末，鸡肝1具，切成小片，与药末拌匀，置碗中加适量食醋蒸熟。

早晚分服，每次 3g，治疗 3 天即痊愈。

山药健脾益气养阴，固精止泻；薏苡仁利湿健脾，可促进脾胃运化；鸡肝以肝补肝，疏泄条达，可增强脾胃功能；食醋开胃、调胃，增强收敛止泻作用。全方共奏健脾、益气养阴、固精止泻功效，使脾胃运化恢复正常，腹泻止。

（2）小儿秋季腹泻

治小儿秋季腹泻，可用生山药 500g、白糖 30~50g。先将山药轧成细末，过细箩。取山药粉 50g 左右置搪瓷缸内，适量凉开水调匀，放火上加热，时时搅拌，待煮 2~3 沸后即成稀糊状，加白糖少许。每次 4~6 羹匙，日服 4~5 次。婴儿可适当调稀，频频饮之。

（3）婴幼儿轮状病毒性腹泻

轮状病毒腹泻是由轮状病毒引起的胃肠道感染性腹泻，轮状病毒主要于每年的 11 月至来年 5 月侵袭 5 岁以内的儿童，是秋冬季引起小儿死亡的主要原因之一。几乎所有儿童在 5 岁以前都曾有轮状病毒感染。据统计，全球每年约有 1.11 亿~1.35 亿例轮状病毒腹泻病例，导致 65 万名婴儿死亡。在我国，每年约有 1800 万名婴幼儿患轮状病毒感染性胃肠炎，死亡 3 万~4 万例。山药对轮状病毒性腹泻有一定效果。

2. 小儿积滞

临床用山药内金饼（山药、鸡内金、面粉适量，加入红糖、芝麻）治疗小儿疳积，疗效颇佳。凡伤食、积滞、疳积等患者，见纳食呆滞、夜寝不宁、多汗倦怠、便溏或干、反复外感、贫血者，均可服用。

3. 小儿遗尿症

治疗小儿遗尿症，可单用炒山药 120g 研末，每日早晚各服 1 次，每次 6g，开水送服。若遗尿较重者，加孩儿参 30g，焙干研末，与山药调匀服用。治疗小儿遗尿症患者，还可用山药、益智仁、乌药各 60g，猪脬 1 具。服用时，将三味药研成细末，塞入猪脬内炖热，吃肉饮汤。

（二）妇科

山药含有多种营养素，有强健机体、滋肾益精的作用。大凡肾亏遗精，妇女白带多、小便频数等证，皆可服之。

1. 功能失调性子宫出血

中医认为，功能失调性子宫出血的主要病机是肾的阴阳失调，可用补肾调经汤（山药 20g，当归、石莲、川续断、菟丝子、炒杜仲各 15g，椿根白皮、炒荆芥穗、柴胡、熟地黄、升麻各 12g，煅牡蛎、乌贼骨各 30g，阿胶 10g 烊化，炙甘草 6g）配合性激素（雌激素、孕激素）治疗。其中，激素治疗应视病情用药，及时调整剂量。

2. 早期先兆流产

先兆流产属中医学胎漏、胎动不安的范畴，是妇科最常见的妊娠疾病之一。临床可用益肾固冲汤（菟丝子、熟地黄各 20g，炒黄芩、白芍各 10g，焦白术、续断、杜仲、枸杞子、桑寄生、黄芪、山药、阿胶各 15g，视病情可加减药味）治疗先兆流产，疗效显著，且无明显不良反应，值得推广应用。

3. 免疫性不孕症

临床可用六味地黄汤加减（生地黄、熟地黄、山茱萸、山药、炒当归、赤芍、柴胡各 10g，白术、牡丹皮、茯苓各 12g，五味子、甘草各 6g）治疗免疫性不孕症，每日 1 剂，水煎，早晚分服，疗效优于常规西药。

4. 妇女带下

带下证的病因为体质虚弱，或劳倦内伤，损伤脾胃，致使脾失健运，水湿内停；任脉不固、水湿下陷。脾虚带下证以白带量多、质淡清稀无异味为主要特征，可伴有面色萎黄、倦怠乏力、纳差便溏、舌淡苔白、脉细弦等。治疗白带可选用以下方药。

山药莲子粥：山药 15g、扁豆 15g、薏苡仁 15g、莲子肉 15g。若气虚，加党参 15g；血虚，加龙眼肉 15g、大枣 7 枚；肾虚腰疼，加芡实 15g、白果仁 12g。每日 1 剂，加水煎煮成粥，每日 1 次或 2 次，1 周为一疗程。方中山药益气健脾，补益冲任；扁豆健脾止泻；薏苡仁淡渗利湿；莲子健脾益心肾，固涩止带。诸药合用，共奏益气健脾、固涩止带之效，用治带下疗效明显。

验方 1：山药、芡实各 30g，盐水炒黄柏 6g，车前子 3g，白果 10g。每日 1 剂，水煎服。服药期间注意外阴卫生，忌鱼腥、腌菜等生冷食物。

验方 2：山药、生薏苡仁、莲子各 30g。用文火煮熬成羹服食，每日 2 次，7 天为 1 个疗程。适用于治疗脾虚白带。

5. 妊娠呕吐

有报道称，可用山药和半夏治疗妊娠呕吐。将半夏洗漂至无味，置清洁无药味的砂锅内，文火煎煮 45 分钟，去渣取清汤约 100ml，调入已研好的山药细末 30g，煎 3~4 沸，成粥糊状。再调入白糖适量，稍冷后频频食之。用量由小渐增，每日 1 剂。烦躁、口干、舌红者，加入鲜芦根 60g 共煎；呕吐清水、喜热饮、舌质淡，属脾胃虚寒者，加砂仁 6g，研末，与山药共入汤煎煮。

6. 痛经

有报道显示，山药、山茱萸、菟丝子、炮姜、淫羊藿各 9g，可用于治疗妇女行经后腹痛。

7. 产后自汗、盗汗

有报道称，可用山药、黄芪各 15g，羊肉 90g，桂圆肉 10g，治疗产后自汗、盗汗。先将羊肉用沸水稍煮后入冷水浸泡除膻，再用砂锅将水煮开，放入羊肉和三味药同煮，饮汤食用。

（三）内科

山药黏液蛋白有降低血糖的作用，可用于治疗糖尿病，是糖尿病患者的食疗佳品。

1. 糖尿病

糖尿病肾病是糖尿病主要并发症之一，是与糖尿病代谢异常有关的毛细血管间肾小球硬化症。研究表明，益气养阴汤（黄芪30g，党参、生地黄、麦冬、枸杞子、泽泻、益母草各15g，山药、丹参各20g，土鳖虫5g，山茱萸、泽兰、怀牛膝、当归各10g）结合西药常规治疗糖尿病肾病疗效优于单纯西药常规治疗。山药甘，平，入脾、肺、肾三经，补脾，养肺，益肾，临床用治脾胃虚弱证、消渴证。其所含药效成分有薯蓣素、黏液质、胆碱、尿囊素、精氨酸等。研究结果表明，在使用胰岛素的基础上加用山药，可调节糖尿病肠病患者血液表面活性物质蛋白（SP）浓度和血管活性肠肽（VIP）浓度，使之趋于正常水平，有利于维持糖尿病肠病患者的正常功能。同时，山药与胰岛素合用还能通过神经－激素－免疫网络调节增强周围组织细胞对葡萄糖的摄取与利用，改善外周组织胰岛素抵抗，降低血糖。山药来源广泛，药食两用，价格低廉，有利于开发为功能性食疗品，发挥对慢性病控制的作用。

古代文献早已论及山药治疗消渴。如《神农本草经》记载："主五内邪气，热中消渴。"《本草述》载："主虚劳发热消瘅。"消渴乃肺脾燥热伤阴，津亏液耗所致。脾运失司则不能散精于肺；肺失肃降而不能开发，宣五谷味，进行物质交换。又由于"阴虚生内热""阳胜则阴病"，使水火失于制约而产生热，阴虚不能潜阳而形成阳亢，故当用"滋阴抑阳"的方法治疗本病。《本草新编》指出，山药凉血、凉骨、益肾、生髓，因此通治三消，实非他药可及。又由于山药含有不饱和必需脂肪酸、亚油酸、亚麻酸等，具有抗脂肪肝作用，可抑制中性脂肪在肝脏内的合成，促进中性脂肪移向血流，保证了肝脏这一维持血中葡萄糖恒定的重要器官的生理功能，以达到降低血糖之目的。

山药可用于治疗 2 型糖尿病之气阴两虚夹瘀证、糖尿病性肢体麻木。如生黄芪、五倍子、山药等，可与西药降糖药、抗生素、血管扩张剂联合糖尿病，有清热生津、益气养阴、健脾补肾的功效；山萸肉、天花粉、西洋参、当归、炙黄芪、山药等药物也可用治糖尿病，具有滋阴养血、气血双补的作用；还可采用生地黄、天冬、麦冬、生山药等治疗糖尿病性肢体麻木患者，具有滋阴活血、祛风通络的作用，治疗后患者肢体麻木基本消失。

2. 慢性肾炎、肾病综合征

西医学认为，慢性肾炎蛋白尿是肾炎综合征的特征之一。其病理基础是免疫增殖性损害，诱发肾炎综合征的原因以感染最为常见。肾为先天之本，主水，职司二便，与膀胱相表里，《素问·灵兰秘典论》认为膀胱为"州都之官，津液藏焉，气化则能出矣"。故遗尿多因肾气不足，下元不固，膀胱失约所致。如《灵枢·九针论》云："膀胱不约为遗溺。"《诸病源候论·遗尿候》云："遗尿者，此由膀胱虚冷，不能制约于水故也。"因此，治疗当以固肾缩尿为主。山药入肾，《食医心镜》谓之"主下焦虚冷，小便数，瘦损无力"，张锡纯谓之"以治淋证之淋涩频数，诚为有一无二之妙品"，治疗遗尿效佳。

（四）皮肤科

1. 黄褐斑

黄褐斑是以中青年妇女为多见的慢性色素沉着性、损容性疾病。中医认为，其病因病机为肝肾不足，精血亏虚，气血不能上荣于面，致使颜面气血失和。可用加味六味地黄汤（枸杞子、川芎、白鲜皮、僵蚕各 20g，熟地黄、牡丹皮、山药、茯苓各 15g，泽泻、蒺藜各 10g）内服，配合外用玉容散（茯苓、白菊花、白芷、白术、白扁豆、白芍、僵蚕、珍珠末）治疗。

2. 扁平疣

扁平疣是一种常见的病毒性皮肤病。中医认为，其发病机制为风热毒邪外袭，或肝火，或血虚，致气血凝滞，郁结于肌肤。疣净汤（板蓝根 30g，贯众、金银花、栀子、赤芍各 10g，茯苓、当归各 15g，生地黄、山药各 20g）有清热解毒、活血化瘀、扶正固本的作用，用治扁平疣，疗效显著。

3. 治疗湿疹

临床可用山药注射液联合西药等治疗湿疹。此外，山药亦可用于治疗产后大喘汗出、温病后喘促烦渴、结核及冻疮等。

4. 弥漫型系统性硬皮病

温阳通痹汤（黄芪、山药、赤芍、党参、当归、茯苓、白术、陈皮、炙川草乌、桂枝、路路通、炙甘草）可用治弥漫型系统性硬皮病患者，疗效显著。

（五）胃肠疾病

1.治疗消化不良

山药含有淀粉酶、多酚氧化酶等物质，有利于脾胃消化吸收，是一味平补脾胃的药食两用之品。不论脾阳亏或胃阴虚，皆可食用。临床上治疗脾胃虚弱，食少体倦、泄泻等，可选用以下食疗方。

食疗方1：炒山药、炒薏苡仁等量，碾细过箩，每次10~15g 熬粥，加红糖适量，日服1剂，分2~3次服。

食疗方2：山药250g，研成细粉，加入熟糯米粉250g拌匀，每早4汤匙，加入白糖和少许胡椒粉，煮成糊状食用。

2.胆汁反流性胃炎

赵德芬等用自拟山药二鸡饮治疗胆汁反流性胃炎患者，用药后胃镜复查已无胆汁反流，患者临床症状减轻或消失，取得了较满意的疗效。

山药二鸡饮：山药45g，鸡内金15g，鸡骨草30g，金钱草20g，大黄20g（另包后下），薤白20g，小茴香10g，延胡索15g，五灵脂20g，甘草15g，生荷叶10g，大枣5枚。每日1剂，水煎分2次服。

若呕吐较甚，可改为少量频服；兼胃脘烧灼样疼痛、泛酸口苦、大便秘结、小便黄赤、舌质红、苔黄腻、脉弦数者，加代赭石20g、莱菔子10g、茵陈20g，并稍加大大黄用量；兼两胁攻窜胀痛、嗳气呃逆、舌质淡、脉沉弦者，加佛手15g、姜半夏10g、郁金15g、薄荷3g（后下）；有食道炎者，加半枝莲 20g、白花蛇舌草 20g；有胃黏膜糜烂出血者，加白及 15g、白芷 12g，大黄改用大黄炭 15g；有胃下垂者，加黄芪 20g、枳壳 15g、升麻 3g。

3. 胃癌

治疗胃癌，可用山药 60g（刮丝）、粟米 90g、石莲子 50g（去心、磨粉）、冰糖 30g。先用清水适量煮粟米、山药半小时，再放入石莲粉、冰糖，煮成胶状稀粥服食。

4. 脾虚证

山药能减轻脾虚证患者临床症状，有较好的健脾养胃作用。对山药的微量元素研究表明，山药含有 Mn、Fe、Zn、Ca、Co、Mg、P、Se 等元素，具有"滋补"性质，且与"补脾养胃，生津益肺，补肾涩精"之功效密切相关。药理实验也证实，山药对实验性脾虚小鼠有明显治疗作用，可改善脾虚小鼠的体重、体温，提高小鼠血清木糖含量，与临床观察一致。

单方与验方：①脾胃虚弱者：用鲜山药 200g，大枣、糯米适量，煮粥加糖调服，或鲜山药 100g、小米 50g，煮粥加糖食用。②脾虚白带过多：用山药、芡实各 15g，党参、乌贼骨各 10g，煎汤服用。③小儿脾虚所致的消化不良、腹泻：用山药 20g、鸡内金 9g、小米或大米 15g，熬粥多次服用。④消渴病食多、饮多：用山药 30g、黄连 6g、天花粉 15g，煎汤代茶饮。

（六）呼吸性疾病

山药中含有皂苷、黏液质等，有润滑、滋润的作用，可益肺气，养肺阴，治疗肺虚痰嗽久咳之证。

1. 慢性阻塞性肺气肿

有学者采用怀山药、玄参、白术、炒牛蒡子、鸡内金等治疗慢性阻塞性肺气肿，患者咳嗽、咯痰明显减少，气急等明显改善。喘咳虽为肺气上逆所致，但不仅责之于肺，亦常与脾、肾有关，特别是虚损之证。张锡纯系近代著名医家，遣方用药精专，擅用山药治老年病。治疗老年咳喘，张锡钝对山药颇为推崇，所定治喘息三方中，每方都含有山药。参赭镇气汤治疗阴阳两虚，气不摄纳之喘；薯蓣纳气汤治疗阴虚不能纳气之喘；滋培汤治疗脾土不足，胃气上逆迫肺之喘。三方病机虽然不同，但均重用山药以滋肺脾肾之阴。参赭镇气汤用山药补肺肾之阴，芡实、山茱萸固肾敛阳，使阴阳并补，以安肾气。薯蓣纳气汤亦以山药补肺肾之阴，山茱萸、龙骨补肝敛肾，纳肾气，平冲逆。滋培汤则用山药滋脾土之阴，以代赭石、陈皮、牛蒡子降胃气。另外，在治疗阴虚劳热的方剂中，大部分都可以治疗喘咳虚证。如珠玉二宝粥治疗虚热劳嗽、沃雪汤治肾不纳气作喘、既济汤治阳欲上脱之喘逆等，皆重用山药，为肺、脾、肾三脏同补治虚喘之法，亦是张锡纯的临床特色之一。

2. 肺结核

以抗痨灵方（内含白及、百部、荆芥、怀山药、盐霜柏根、黄精、党参、茯苓、甘草）治疗肺结核患者后，患者感冒减少，体重增加，阳性体征消失，疗效显著。

（七）精神科

1.精神分裂症

精神分裂症属中医学癫病、狂病的范畴，其病位主要在脑。癫病的病机关键在于脏气不平，阴阳失调，神机逆乱；狂病的病机则为痰火瘀血闭塞心窍，阴阳失调，形神失控。黄青松等用益气逐痰复神汤（黄芪、党参、白术、桃仁、红花、丹参、赤芍各10g，山药、合欢皮、枣仁、当归、茯苓各10g，川芎8g，夜交藤25g，陈皮、甘草各6g）治疗精神分裂症，临床疗效满意。

2.神经衰弱

调节丸以当归、茯苓、山药组方，治疗神经衰弱，患者服此药后，能改善睡眠，增加食欲，使体质增强，则疾病自除。

（八）其他

1.顽固性耳鸣

可用中药耳鸣康饮（生地黄、山药、泽泻等）与西药联合治疗顽固性耳鸣，疗效显著。该方有补肾填髓、通脑聪耳的功效。

2.秋燥

以百合固金汤（熟地黄、生地黄、百合、新鲜山药等）配山药糊治疗秋燥患者，疗效显著。

3. 溃疡性口炎

用怀山药 20g、冰糖 30g 制煎剂（两次煎液混匀后分两份），每日 1 剂，分早晚 2 次服，连服 2~3 天，可用治溃疡性口炎患者，疗效甚为满意。一般服用 2 剂即愈。

4. 肝炎、肝硬化

研究发现，蚕沙、山药、黄芪、党参、当归等五味中药含氨基酸种类多，且含量丰富，可使患者支链氨基酸与芳香族氨基酸比值恢复正常。研究发现，山药具有镇静作用，可用来治疗肝昏迷。

5. 慢性溃疡性结肠炎

治泻方（内含党参、山药、焦冬术）可用于治疗经常性泄泻、腹鸣、隐痛、溃疡性结肠炎。内服，每日 1 剂，分 2 次温服，连续用药 1 个月，患者症状消失，大便正常，粪检阴性。

6. 血精

山药、阿胶合用可补肾脏之虚，合用白头翁等可治精囊炎及慢性前列腺炎性血精。

7. 冻疮

将山药在新瓦上磨成泥，涂患处，可治冻疮。

8. 痈疽肿毒

用鲜山药一段、去壳蓖麻子 2 粒，捣烂，外敷患处，可治痈疽肿毒。

9.传染病

山药具有健脾益气的作用，经常食用可提高机体的免疫力，增强巨噬细胞的吞噬作用，及时"消灭"入侵体内的细菌、病毒，让流行性感冒等传染性疾病"绕道而行"。因此，平时容易出现多汗、反复感冒的人在春季应该多吃山药。

六、山药食疗

山药是最早被列入本草的中药之一，在《神农本草经》中列为上品。其药用价值较高，可单味应用，也可与其他药物配伍使用。山药有煎剂、散剂、丸剂、药膳等，能健脾、补肺、固肾、益精。用于治疗脾胃虚弱，食少倦怠，小儿营养不良，虚劳咳嗽，糖尿病等多种疾病。山药药食两用，除药用外，可制成山药片、山药罐头、山药粉、山药饮料及山药酱等产品。另外，山药粥、山药面、山药羊肉汤、拔丝山药、山药烩时蔬等也都是简便易行的山药烹制法。山药富含淀粉，是酿酒、制糖和生产酒精的良好原料。山药酒能够健脾益气，治疗虚劳咳嗽、泄泻、小便频数等。山药也可配伍枸杞、红枣制成多种饮品，具有较高的保健价值。

山药是一种理想的减肥食品。一方面，山药不仅脂肪含量非常低，而且还含有大量纤维素，食用后可以产生饱胀感，从而抑制进食欲望，有助于肥胖者控制饮食；另一方面，山药的新鲜块茎中还含有丰富的黏液蛋白、维生素及微量元素，黏液蛋白对人体有特殊的保健作用，能有效阻止血脂在血管壁的沉淀，预防心血管疾病，有益志安神、延年益寿的功效，还能减少皮下脂肪沉积。因此，减肥者可以把山药作为主食，这样既可避免因过度节食对人体造成的损害，又可达到减肥的目的。

❶ 山药山楂粥

【组成】稻米及番茄 80~120g，干山楂 8~12g，山药 15~25g。

【制法】先将山药润透后洗净，切成片，番茄洗净后切成牙状，山楂洗净去核也切成片，并把大米也淘洗干净，然后将大米、山药、山楂一同置于锅中，加入 900ml 清水。将锅置武火上烧沸，再改用文火煮半个小时，后加入番茄再煮 10 分钟即可。

【功效】降压，补脾胃。

【适宜人群】可作为高血压患者常用膳食。

❷ 山药薏苡仁养生粥

【组成】小米 80~120g，薏苡仁 25~35g，干枣 10~15g，莲子 10~20g，山药 25~35g，白砂糖 25~35g。

【制法】先将大枣、小米、薏苡仁、莲子、山药共煮成粥，加白砂糖即可。

【功效】健脾益气。

【适宜人群】适宜于脾虚，食少纳呆、腹胀便溏、肢体无力者服用。

❸ 枣泥山药糕

【组成】山药 500g，红枣 250g，蜜枣 250g。

【制法】将红枣洗净去核，和蜜枣一同上锅蒸烂，取出，过细箩备用。将锅烧热，放入香油，把过箩后的枣泥加入白糖一同煸炒，炒至枣泥不沾手且出香味时出锅，放少许桂花，冷却后备用。山药洗净蒸熟后去皮，过细箩，用消毒过的布反复揉搓，使之成为细腻的山药面团。取一块山药面团包入适量的枣泥后收口，放入消毒过的模具内，压好后取出放入餐盘中即可。

【功效】健脾益胃。

【适宜人群】适宜于脾胃虚弱，腹泻、倦怠无力者服用。

❹ 山药枸杞粥

【组成】粳米 150g，山药 200g，枸杞 50g，白糖适量。

【制法】将粳米洗净，山药去皮，洗净，切小块，文火熬煮 30 分钟成粥状即可。

【功效】消除疲劳、补血明目。

【适宜人群】女性更年期宜多食。

❺ 山药莲子粥

【组成】山药 30g（或鲜山药 100g），莲子、芡实、薏苡仁各 15g，大米 100g。

【制法】加水适量，煮成粥食用。

【功效】益气健脾，补中止泻。

【适宜人群】适宜于消化不良性腹泻、便溏、全身无力、心悸气短的中老年人服用。

❻ 山药胡萝卜排骨汤

【组成】排骨、山药、胡萝卜、莲藕、葱、姜适量。

【制法】将洗净的排骨焯好备用；锅内加入清水，放入葱、姜、大料、香叶、黄酒煮开；把焯过的排骨放入锅内，煮15分钟；把去皮切块的山药、胡萝卜、藕片放入锅内，继续大火煮开后加盖小火焖40分钟，最后加入盐调味即可。

【功效】滋阴补阳。

【适宜人群】营养丰富，适宜于气血不足，阴虚纳差者服用，适合干燥的冬季食用。

❼ 山药芡实汤

【组成】生山药30g，芡实30g，莲子30g，薏苡仁50g。

【制法】加水用文火煮熟后食用。

【功效】益肾固精，健脾止泻，祛湿止带。

【适宜人群】适宜于肾虚梦遗滑精的男子、肾亏白带增多的妇女、夜尿增多的老年人、脾虚慢性泄泻的儿童服用。

❽ 山药白术饮

【组成】山药15g，白术15g，粳米30g。

【制法】将山药、白术研为细末，加入米汤中煮熟，也可调入其他饮料中服用。

【功效】健脾益肾。

【适宜人群】适宜于脾虚流口水的小儿服用。

❾ 山药羊肉汤

【组成】山药 200g，羊肉 500g，肉桂 5g，葱、姜、盐、料酒适量。

【制法】先将羊肉基本煮熟后，加入山药、肉桂及佐料，再炖至羊肉熟烂。

【功效】温补脾肾。

【适宜人群】适宜于胃寒肢冷、形体消瘦、纳差便溏等脾肾两虚者服用，也可作为冬季食补的方法之一。

❿ 山药蔗汁羹

【组成】鲜山药 50g，甘蔗汁 200ml。

【制法】鲜山药捣烂，加甘蔗汁，隔水炖熟服用。

【功效】润肺降气。

【适宜人群】适宜于肺燥虚热，久咳，干咳少痰者服用。

⓫ 山药杏仁粥

【组成】山药 100g，粟米 100g，杏仁 200g。

【制法】将山药煮熟，粟米炒为面，杏仁炒令过熟，去皮尖切为末。每日空心开水调杏仁末 10g，山药、粟米适量，入酥油少许食之。

【功效】补中益气，温中润肺。

【适宜人群】适宜于脾虚体弱，肺虚久咳者服用。

⑫ 山药烩鳝糊

【组成】鳝丝、山药、料酒、精盐、酱油、蒜泥、香葱、姜末、白糖、水淀粉、味精、胡椒粉、鲜汤、植物油、麻油。

【制法】首先，将鳝鱼丝洗净，切成5cm长的段。山药去皮、洗净，切成5cm长的条，清水浸泡过后，再下沸水烫一下，捞出来过凉。接着，将炒锅置旺火上，舀入植物油，烧至七成热时投入蒜泥、葱花、姜末爆香，下入鳝丝炒透。然后，烹入料酒加盖略焖一会儿，掺鲜汤并改用小火焖2分钟左右，揭盖调入酱油、白糖、味精和盐。最后，放入山药条，改旺火收浓卤汁，用水淀粉勾芡，淋麻油，最后撒上胡椒粉，颠锅装盘。

【功效】健脾胃，益肺气，固肾，益精，降血糖。

【适宜人群】糖尿病患者的理想食品。

⑬ 山药虾皮糊

【组成】山药、虾皮、黄酒、葱花、姜末、精盐、味精、五香粉。

【制法】山药洗净，刮去外皮，切碎，剁成糜粉状，放入碗中备用。锅置火上，加清水适量，加入山药，中火煮沸，加入洗净的小虾皮、黄酒、葱花、姜末，继续煨煮至沸，加精盐、味精、五香粉搅和即成，早晚分食。

【功效】滋润血脉，固肾降压。

【适宜人群】适宜于肝肾阴虚型高血压患者服用。

⑭ 山药决明荷叶汁

【组成】山药 60g，决明子 15g，荷叶 30g（鲜荷叶半张）。

【制法】将山药洗净，轻轻刮去外皮，剖成条状，切成小丁块或捣烂成泥糊状备用。将荷叶洗净，切碎，放入纱布袋中扎口，与决明子同入砂锅，加水，用中火煎煮 15 分钟，调入山药糊或山药丁，继续以小火煨煮 10 分钟，取出药袋，收取滤汁即成，早晚分服。

【功效】补益肝肾，滋润血脉，降血压。

【适宜人群】适宜于肝火上炎型高血压患者服用。

⑮ 山药绿豆羹

【组成】山药、绿豆、蜂蜜。

【制法】将山药洗净，刮去外皮，切碎，捣烂成糊状备用。将绿豆淘净后放入砂锅，加水适量，中火煮沸后，改用小火煨至熟烂成开花状，调入山药糊，继续煨煮 10 分钟，离火后兑入蜂蜜，拌和成羹即成，早晚分食。

【功效】清热解毒，益气降压。

【适宜人群】适宜于肝火上炎型高血压患者服用。

七、山药禁忌证

山药养阴能助湿，所以湿盛中满或有积滞、实邪者不宜服用。山药也有收敛作用，所以感冒、大便燥结及肠胃积滞者忌用。

此外，《食疗本草》载山药"面食发动气"，《握灵本草》曰"不宜与面同食"，《本草撮要》亦认为"山药半生半炒，米饮下，治噤口痢，忌与面同食"。

八、山药不良反应及处理方法

虽然山药本身很温和，但是因为含有天然的类雌性激素物质，如果食用过量，可能过度刺激荷尔蒙，造成子宫内膜增生，出现生理期不顺、经血不止和痛经等症状。曾有服怀山药出现过敏及服山药致热的报道。另有报道称，孙廷泉为探索山药皮及山药肉致皮肤过敏反应的因素，采用现场调查及鲜山药皮、山药肉的斑贴试验。结果表明，共调查的9户居民42人中，有5人曾接触山药皮后出现瘙痒，1人出现短暂的痒性红斑。曾有研究对6例患者做山药皮、山药肉斑贴试验，结果山药皮均呈阳性反应，山药肉则无异常，说明可能是山药皮中所含某类物质引起了接触性皮炎。因此，要适量食用山药，且尽量避免与山药皮接触。

参考文献

［1］何银堂，胡作亮. 本草名释与传说故事［M］. 北京：中国中医药出版社，2012.

［2］张楠，张杰，葛海涛. 薯蓣史话［J］. 中医药文化，2009，4（05）：56.

［3］罗兴洪，赵霞. 中药传说［M］. 北京：人民卫生出版社，2013.

［4］张锡纯. 医学衷中参西录（精华本）［M］. 石家庄：河北科学技术出版社，2006.

［5］罗大伦. 这才是中医［M］. 长春：吉林出版集团有限责任公司，2009.

［6］葛成成，陈桂花，郑夏静，等. 山药释名考证［J］. 中国医药导报，2017，14（16）：71-73.

［7］杭悦宇. 山药的本草考证［J］. 中草药，1989，20（5）：36-38.

［8］高莉莉，惠富平. 中国古代山药栽培历史与利用价值［J］. 农业考古，2019（01）：126-133.

［9］程铭恩，王德群，彭华胜. 山药种质与道地产区的沿革与变迁［J］. 中华医史杂志，2014，44（2）：81-84.

［10］王宁宁，戴莹，袁一平，等. 山药历史源流分析及其标准体系构建［J］. 中国实验方剂学杂志，2018，24

（4）：222-228．

[11] 冯学锋，黄璐琦，格小光，等．山药道地药材形成源流考［J］.中国中药杂志，2008，33（7）：859-862．

[12] 聂文清．广西山药产业发展的研究［D］.广西大学，2012．

[13] 刘跃红，闫小珍，焦振法，等．焦作气候生态环境对四大怀药生长的影响［J］.气象，2007，33（5）：105-110．

[14] 张新刚，王媛，韩文生，等．焦作市怀山药气候适宜性种植区划研究［J］.安徽农业科学，2014，42（32）：11446-11448．

[15] 夏虹，韦慧彦．怀山药核心价值的理性思考［J］.焦作师范高等专科学校学报，2012，28（4）：10-13．

[16] 刘爽，吕佼，于潇潇，等．我国山药资源开发研究概况［J］.粮食与油脂，2020，33（3）：19-21．

[17] 符德学．论怀药文化的继承与发展［J］.焦作大学学报，2007，1：1-3．

[18] 程峰．论怀药文化［J］.焦作师范高等专科学校学报，2006，22（4）：1-5．

[19] 高国栋，赵冰．中国山药产业现状浅谈［J］.作物研究，2007，3：179-181．

[20] 韩锁义，张新友，王素霞，等．河南省怀山药生产现状［J］.河南农业科学，2011，40（9）：109-111．

［21］林玉珠．温县铁棍山药品牌市场化研究［J］．河南农业，2018，2：63-64．

［22］国家药典委员会．中华人民共和国药典［M］．北京：中国医药科技出版社，2015．

［23］么厉，程惠珍，杨智．中药材标准化种植（养殖）技术指南［M］．北京：中国农业出版社，2005．

［24］胡庆华，杨占国。山药无公害栽培与加工技术［M］．北京：科学技术文献出版社，2011．

［25］李明军．提高山药商品性栽培技术问答［M］．北京：金盾出版社，2013．

［26］徐国钧．中国药材学［M］．北京：中国中医药出版社，1996．

［27］金世元．金世元中药材传统经验鉴别［M］．北京：中国中医药出版社，2010．

［28］国家中医药管理局《中华本草》编委会．中华本草（第八册）［M］．上海：上海科学技术出版社，1999．

［29］刘文泰．本草品汇精要［M］．北京：人民卫生出版社，1982．

［30］乔宇，廖李，汪兰，等．不同山药品种尿囊素含量的测定［J］．湖北农业科学，2014，53（22）：5528-5530．

［31］国家中医药管理局．76种药材商品规格标准［S］．北京：国家中医药管理局，1984：11．

［32］冯耀南，刘明．中药材商品规格质量鉴别［M］．广州：暨南大学出版社，1995．

［33］王国强．全国中草药汇编［M］．北京：人民卫生出版社，2014．

［34］白冰，李明静，王勇，等．怀山药化学成分研究［J］．中国中药志，2008，33（11）：1272-1274．

［35］胡国强，杨保华，张忠泉．山药多糖对大鼠血糖及胰岛释放的影响［J］．山东中医杂志，2004，23（4）：230-231．

［36］郜红利，肖本见，梁文梅．山药多糖对糖尿病小鼠降血糖作用［J］．中国公共卫生，2006，22（7）：804-805．

［37］赵国华，李志孝，陈宗道，等．山药多糖对荷瘤小鼠免疫功能的影响［J］．营养学报，2003，25（1）：110-112．

［38］杨胜亚．怀菊花、怀地黄、怀山药、怀牛膝高效栽培技术［M］．郑州：河南科学技术出版社，2004．

［39］王安建，黄纪念，王玉川．微波真空冻干怀山药生产工艺的研究［J］．食品工业，2007，5：35-36．

［40］杨兆起，封秀娥．中药鉴别手册（第三册）［M］．北京：科学出版社，1997．

［41］楼之岑，秦波．常用中药材品种整理和质量研究［M］．北京：北京医科大学，中国协和医科大学联合出版社，

1995.

［42］边宝林，常鸿．山药专论［M］．北京：中医古籍出版社，2013.

［43］彭成．中华道地药材［M］．北京：中国中医药出版社，2011.

［44］黄泰康．现代本草纲目［M］．北京：中国医药科技出版社，2000.

［45］宋立人，洪恂，丁绪亮，等．现代中药学大辞典［M］．北京：人民卫生出版社，2001.

［46］邵礼梅，许世伟．山药化学成分及现代药理研究进展［J］．中医药学报，2017，45（2）：125-127.

［47］盛玮，薛建平，谢笔钧．怀山药零余子化学成分及其营养评价［J］．食品科技，2009，34（8）：76-79.

［48］陈佳希，李多伟．山药的功能及有效成分研究进展［J］．西北药学杂志，2010，25（5）：398-400.

［49］陈梦雨，刘伟，俞桂新，等．山药化学成分与药理活性研究进展［J］．中医药学报，2020，48（2）：62-66.

［50］李建军，樊星，马静潇．山药药用研究概述［J］．生物学教学，2017，42（10）：4-7.

［51］高辛，马淑霞，陈杨，等．纳米山药多糖结肠靶向胶囊对急性肝衰竭模型大鼠肠道菌群影响研究［J］．时珍国医国药，2016，27（9）：2109-2112.

［52］郭茜，李雪嘉，郭鸿儒，等．黄芪－山药药对治疗2

型糖尿病的尿液代谢组学研究 [J]. 药学学报，2020，55（1）：83-90.

[53] 冯卫生，李方，郭孟焕，等. 怀山药的化学成分研究 [J]. 世界科学技术 - 中医药现代化，2017，19（4）：658-662.

[54] 任英杰，曹彦刚，张贝贝，等. 怀山药茎叶化学成分及抗癌活性筛选研究 [J]. 中草药，2020，51（4）：918-924.

[55] 国家药典委员会. 中华人民共和国药典临床用药须知 [M]. 北京. 中国医药科技出版社，2015.

[56] 王林丽，孟德胜. 山药及其制剂的临床应用进展 [J]. 中国药业. 2005，14（5）：77-78.

[57] 梁荣琰. 山药的药理学研究及现代化应用 [J]. 世界最新医学信息文摘. 2015，15（103）：192-193

[58] 彭怀仁，项平. 中医方剂大辞典精选本 [M]. 北京：人民卫生出版社，1999.

[59] 高学敏. 中药学 [M]. 北京：中国中医药出版社，2007.

[60] 邓中甲. 方剂学 [M]. 北京：中国中医药出版社，2003.

[61] 徐国钧，何宏贤，徐路丽，等. 中国药材学 [M]. 北京：中国医药科技出版社. 1996.

[62] 沈尔安. 保健抗衰说山药 [J]. 药膳食疗研究，1999

（4）：21.

［63］李玉清. 本草古籍常用药物采收加工与炮制考［M］. 北京：人民卫生出版社，北京市人民卫生出版社，2007.

［64］张锡纯. 医学衷中参西录［M］. 柳西河等重订. 北京：人民卫生出版社，2009.

［65］叶定江. 中药炮制学［M］. 上海：上海科学技术出版社，1996.

［66］龚士澄著，龚晓林，龚晓明整理. 临证用药经验［M］. 北京：人民卫生出版社，1998.

［67］黄煌，史欣德. 名中医论方药国家级名中医临证经验实录［M］. 南京：江苏科学技术出版社，2005.

［68］相湘. 山药的抗衰老作用研究［J］. 医药论坛杂志，2007，28（24）：109-110.

［69］张玉洁，范广岩，高华. 培土生金法治疗小儿咳嗽［J］. 吉林中医药，2003，23（5）：45.

［70］文莉莉. 山药既是粮来又是药［J］. 糖尿病天地，2006：25.

［71］刘晓梅. 山药的药理研究及临床新用［J］. 光明中医，2010，25（6）：1087-1088.